小肠肿瘤图谱

日本《胃与肠》编委会　编著

《胃与肠》翻译委员会　译

辽宁科学技术出版社
·沈阳·

Authorized translation from the Japanese Journal, entitled
胃と腸　第55巻 第11号
小腸腫瘍アトラス
ISSN：0536-2180
編集：「胃と腸」編集委員会
協力：早期胃癌研究会
Published by IGAKU-SHOIN LTD., Tokyo Copyright © 2020

© 2022辽宁科学技术出版社
著作权合同登记号：第06-2019-57号。

图书在版编目（CIP）数据

小肠肿瘤图谱/日本《胃与肠》编委会编著；《胃与肠》翻译委员会译. —沈阳：辽宁科学技术出版社，2022.10

ISBN 978-7-5591-2627-6

Ⅰ.①小… Ⅱ.①日… ②胃… Ⅲ.①小肠—肠肿瘤—图谱 Ⅳ.① R735.3-64

中国版本图书馆CIP数据核字（2022）第147208号

出版发行：辽宁科学技术出版社
　　　　　（地址：沈阳市和平区十一纬路25号　邮编：110003）
印　刷　者：辽宁新华印务有限公司
经　销　者：各地新华书店
幅面尺寸：182 mm×257 mm
印　　张：6.75
字　　数：155千字
出版时间：2022 年 10 月第 1 版
印刷时间：2022 年 10 月第 1 次印刷
责任编辑：卢山秀
封面设计：袁　舒
版式设计：袁　舒
责任校对：黄跃成

书　　号：ISBN 978-7-5591-2627-6
定　　价：98.00元

编辑电话：024-23284354
E-mail：lkbjlsx@163.com
邮购热线：024-23284502
《胃与肠》官方微信：15640547725

目　录

"小肠肿瘤"杂考

清水 诚治[1]

关键词 小肠肿瘤 诊断 内镜 小肠 X 线造影

[1] 大阪铁道病院消化器内科 〒 545-0053 大阪市阿倍野区松崎町 1 丁目 2-22
E-mail : shimizus@oregano.ocn.ne.jp

小肠是与外界之间的边界——口腔和肛门距离最远、长达数米的狭窄的管腔器官,由肠系膜支撑,活动性好。这是阻碍内镜到达的主要原因。另外,上皮细胞更新快,肠淋巴组织发达;小肠内容物为液体状,通过快,消化酶活性高,肠内细菌少。这些特点被认为与发生于小肠的肿瘤(特别是上皮性肿瘤)少有关。

虽然在很早以前小肠肿瘤以①肿块、②腹痛、③出血作为三大常见症状,但此外也有以贫血、肠梗阻等各种症状为契机而被发现的。恶性肿瘤增大后症状变得明显,但良性肿瘤大多为无症状诊断。作为筛查对象的条件是检查比较容易、患病概率高,但在小肠无论哪条都不满足。除偶然因素外,无法检出无症状的小肠小病变,小肠肿瘤的整体表现尚不可知。虽然过去曾多次尝试探索小肠肿瘤的发生率和疾病构成,但由于方法的不同,观测值也会有很大的变化。

在小肠肿瘤中关于癌的数据比较完整。根据日本 2017 年全国登记癌病例的统计,粗患病率为每 10 万人中 3.0 人,占新发癌病例的 0.3%,相当于大肠癌病例的约 2.5%。1976 年川井等以《日本病理剖检辑报》为基础统计的小肠肿瘤患病人数中,原发癌和肉瘤的发生率大致相同,而转移癌的发生率为其 10 倍以上;在剖检病例中,与血行转移 / 淋巴转移相比,播种转移病变占多数。现在可以从日本病理学会的

《日本病理剖检辑报》数据库中收集信息,但这一趋势没有变化。另外,味冈等报道,在施行了手术的 146 例小肠肿瘤中,非上皮性肿瘤占 56.8% [其中胃肠道间质瘤(gastrointestinal stromal tumor, GIST)21.9%,恶性淋巴瘤 19.9%],上皮性肿瘤占 24.7%(其中原发癌 15.1%),转移性肿瘤占 18.5%。八尾等利用《医学中央杂志》两次统计了日本报道的小肠肿瘤病例。在第一次(1970—1979 年)统计中发现,在原发性恶性肿瘤 678 例中,恶性淋巴瘤(38.2%)、癌(32.6%)、平滑肌肉瘤(26.0%)占据前几位;在第二次(1995—1999 年)统计中发现,在 481 例中,癌(32.6%)、恶性淋巴瘤(30.4%)、平滑肌肉瘤(29.1%)占前几位,可以看到排序稍有变化。良性肿瘤占恶性肿瘤的半数以下,以平滑肌瘤、脂肪瘤居多,腺瘤不到 10%。

在 2000 年前后确立了现在的 GIST 的概念,此前被认为是平滑肌肉瘤的病变大部分被改为 GIST。当从小肠内镜检查来看时,在 Mitsui 等报道的通过双气囊内镜检查诊断的 144 例小肠肿瘤的统计中,恶性淋巴瘤占 21.5%,GIST 占 18.8%,原发癌占 9.7%,转移性肿瘤占 9.0%。根据平井等对多篇国外文献的统计,在施行胶囊内镜检查的 9,502 例中有 4.5% 被诊断为小肠肿瘤,施行气囊小肠内镜检查的 4,659 例中有 10.3% 被诊断为小肠肿瘤。在相同统计的 530 例恶性肿瘤中,详细情况为 GIST(30.4%)、

原发癌（22.5%）、恶性淋巴瘤（19.6%）、类癌（16.8%）、转移性肿瘤（9.1%）占前几位；在222例良性肿瘤中，错构瘤（32.4%）、腺瘤（16.7%）、脂肪瘤（9.5%）占前几位。类癌现在被称为神经内分泌细胞肿瘤，但与欧美相比在日本极少。

那么，当把话题转到小肠诊断学上时，本系列详细记录了从初期到今天的发展历程。在1967年虽然早有《小肠》出版，但以病理生理、消化吸收为主，关于肿瘤仅在座谈会上有所提及。1969年出版了《小肠检查法》，当时是十二指肠纤维镜的试制时期。关于小肠X线造影诊断的综述内容几乎都是国外文献的介绍，完全没有图像。欧美在20世纪50年代至20世纪60年代的论文中已经记述了癌和腔外发育型平滑肌肉瘤的X线造影表现。1976出版了《小肠疾病的现状》。当时是已经确立了小肠双重造影法、可扫查出更小的病变、开始试制各种方式的小肠内镜的时期。但是，一直到1980年左右，经常是因急腹症而施行开腹手术，其结果被诊断为小肠肿瘤。1981年连续出版了2本《小肠肿瘤》，1982年出版了《小肠X线检查法的进步》。当时作为小肠X线造影检查的补充，血管造影被认为对出血病例和腔外型肿瘤（尤其是平滑肌肉瘤）的诊断有用。内镜检查多在术中进行，CT当时还处于引入阶段。尽管在20世纪70年代末期人们已经知道通过CT可以扫查出小肠壁的肥厚和管腔内外的肿瘤，但直到20世纪80年代中期以后，检查仪器得到快速发展之后CT的作用才开始得到发挥。与此同时，在诊断中血管造影的作用相对缩窄了。

小肠诊断学的转折点是2000年初胶囊内镜和双气囊内镜的出现。在此后的几年里完全改变了状况，其成果体现在2005年的《小肠内镜检查法的进步》中。尤其是在肿瘤的诊断方面，通过双气囊内镜检查可进行活检诊断是决定性的一步。在其他消化道器官上可以做到的事情在小肠也能实现，小肠的诊断体系得以确立。另外，在2009年还出版了《小肠疾病——小病变的诊断和治疗的进步》。从那以后以疾病为中心设定主题，2013年出版了《小肠的恶性肿瘤》，2016年出版了《引起狭窄的小肠疾病的诊断》，2018年出版了《小肠出血性疾病的诊断和治疗》，2019年出版了《希望大家了解的小肠疾病》，2018年以后每年都策划有关于小肠的选题。

虽说小肠的诊断体系已被确立，但并不是通过单一的技术就能应对所有小肠肿瘤的诊断。小肠肿瘤从1 mm以下一直到10 cm以上，大小的范围相差达到100倍以上。一般在影像诊断中，观测距离与最适观察对象的大小呈正比。在管腔内具有视点的内镜是在进行近距离的观察，在小型病变和露出于黏膜面上的肿瘤的诊断上发挥巨大的作用。如果肿瘤的组织结构得以保持的话，以内镜表现为基础也可以推定组织病理学表现。但是，在肿瘤变性、溃疡化、引起狭窄的情况下，包括活检在内的内镜检查的诊断能力会降低。另一方面，对于大型的病变，有小肠X线造影检查和CT获得的信息量可以更多的趋势。本书囊括了多种小肠肿瘤性疾病，是一本汇集了各种疾病的要点和图像的内容非常珍贵的图谱。如果一边仔细阅读，一边思考哪种诊断方法能够获得疾病的核心特征，那么对小肠肿瘤的理解一定会进一步加深。

参考文献

[1] 国立がん研究センターがん情報サービス「がん登録・統計」. 全国がん登録. https://ganjoho.jp/data/reg_stat/statistics/dl/cancer_incidenceNCR (2016-2017).xls（2020年8月5日アクセス）.
[2] 川井啓市, 馬場忠雄, 赤坂裕三, 他. わが国における小腸疾患の現況と展望. 胃と腸 11:145-155, 1976.
[3] 味岡洋一, 渡辺玄, 加藤卓. 小腸腫瘍性疾患の病理学的鑑別診断. 胃と腸 43:499-512, 2008.
[4] 八尾恒良, 日吉雄一, 田中啓二, 他. 最近10年間（1970～1979）の本邦報告例の集計からみた空・回腸腫瘍—I. 悪性腫瘍. 胃と腸 16:935-941, 1981.
[5] 八尾恒良, 八尾建史, 真武弘明, 他. 小腸腫瘍—最近5年間（1995～1999）の本邦報告例の集計. 胃と腸 36:871-881, 2001.
[6] Mitsui K, Tanaka S, Yamamoto H, et al. Role of double-balloon endoscopy in the diagnosis of small-bowel tumors：the first Japanese multicenter study. Gastrointest Endosc 70:498-504, 2009.
[7] 平井郁仁, 別府孝浩, 松井敏幸. 小腸腫瘍性疾患における診断の進歩—カプセル内視鏡とバルーン内視鏡による診断の現状を中心に. 日消誌 110:1214-1224, 2013.

小肠肿瘤的病理

二村 聡 [1]

田边 宽

太田 敦子 [2]

小野 贵大 [1, 3]

高津 典孝 [3]

八尾 建史 [4]

久部 高司 [5]

植木 敏晴

渡部 雅人 [6]

原冈 诚司 [1]

岩下 明德

摘要● 在小肠会发生各种类型的肿瘤。在组织病理学上大致被分为上皮性和非上皮性，各自又分为良性和恶性。对这些肿瘤的病理学上的鉴别诊断，除了宏观和微观的形态学检查外，还需要利用免疫组织化学染色进行免疫表型的检查和临床信息的收集。而且，为了得出更确切的诊断，临床医生和病理医生之间需要充分地共享信息和交换意见。

关键词　空肠／回肠　上皮性肿瘤　非上皮性肿瘤　转移性肿瘤　肿瘤样病变

[1]福冈大学筑紫病院病理部·病理诊断科　〒818–8502筑紫野市俗明院1丁目1–1
[2]同　临床检查部
[3]同　炎症性肠疾患センター
[4]同　内视镜部
[5]同　消化器内科
[6]同　外科

前言

在小肠（空肠／回肠）可发生各种类型的肿瘤，但其发生率在所有消化道肿瘤中较低，并且部分组织型（例如类癌）在日本国内外的发生率有所不同。大致来说，小肠恶性肿瘤的四大组织型是：①癌（原发性和转移性）；②淋巴瘤；③胃肠道间质瘤（gastrointestinal stromal tumor，GIST）；④类癌。在诊疗上，这些恶性肿瘤之间的鉴别诊断自不必说，与良性疾病（良性肿瘤以及肿瘤样病变）之间的鉴别诊断也很重要。

本文将利用进行了组织病理学检查的病例，概述具有代表性的空肠／回肠肿瘤以及肿瘤样病变的肉眼表现和组织学表现的特征，最后阐述在病理学上的鉴别诊断。

表1　小肠肿瘤及肿瘤样病变的组织病理学分类

I. 肿瘤	
1. 上皮性	
a. 良性	腺瘤
b. 恶性	腺癌，类癌，内分泌细胞癌，转移性癌
2. 非上皮性	
a. 良性	脂肪瘤
b. 恶性	淋巴瘤，GIST，转移性癌
II. 非肿瘤性病变（包括肿瘤样病变）	
1. 上皮性	Peutz–Jeghers息肉
2. 非上皮性	脉管（静脉/淋巴管）畸形，炎性纤维性息肉*

GIST: gastrointestinal stromal tumor，胃肠道间质瘤。
*：在本文中作为肿瘤样病变处理。

小肠肿瘤的组织病理学分类

根据病理学总论，小肠肿瘤在组织病理学上大致被分为上皮性和非上皮性，各自又被分为良性和恶性（**表1**）。另外，在分类项目中

表2 小肠肿瘤及肿瘤样病变的组织型的详细情况（2013年5月—2020年5月，筑紫医院病理部/病理诊断科）

组织型	病例数（例）	占据部位			年龄（岁）	性别	
		空肠（例）	回肠（例）	不明*（例）		男性	女性
上皮性肿瘤	72（59.5%）	20	43	9		36	36
腺瘤	26	2	24	0	55.9	10	16
腺癌	26	11	11	4	66.9	15	11
类癌	5	1	4	0	62.4	3	2
内分泌细胞癌	1	1	0	0	77	1	0
转移性癌	14	5	4	5	70.5	7	7
非上皮性肿瘤	34（28.1%）	17	9	8		12	22
脂肪瘤	4	1	3	0	68.5	2	2
GIST	14	7	1	6	63.8	7	7
淋巴瘤	16	9	5	2	69	3	13
转移性癌	0	0	0	0	—	—	—
非肿瘤性病变（包括肿瘤样病变）	15（12.4%）	5	8	2		12	3
Peutz-Jeghers息肉	10	5	3	2	50.6	7	3
海绵状血管瘤	1	0	1	0	66	1	0
动静脉畸形	1	0	1	0	14	1	0
淋巴管瘤	2	0	2	0	63.8	2	0
炎性纤维性息肉	1	0	1	0	27	1	0
合计	121	42	60	19		60	61

*：空肠/回肠的区别困难。GIST：gastrointestinal stromal tumor，胃肠道间质瘤。

还加上了肿瘤样病变（tumor-like condition），这样在鉴别诊断时更加实用。作为小肠的肿瘤样病变，除了Peutz-Jeghers息肉（以下简称"P-J息肉"）和血管畸形等形成肿瘤的病变（错构瘤：hamartoma）以外，还有炎性纤维性息肉。

小肠肿瘤的组织型（笔者所在医院数据）

2013年5月—2020年5月的7年间，在福冈大学筑紫医院病理部/病理诊断科进行组织病理学检查的小肠标本（活检、内镜切除或外科切除的标本）总数为2,755件。其中，小肠肿瘤及肿瘤样病变的总数为121例，其组织型的详细情况如**表2**所示（笔者注：由于在笔者所在医院对炎症性肠病病例的定期结肠镜检查中一定要活检回肠末端黏膜，所以小肠标本的总数

多）。另外，在病变占据部位方面，在临床上难以区分空肠和回肠的病变被记载为"不明"。

组织病理学上的疾病种类（category）以上皮性肿瘤最多（59.5%），其后依次为非上皮性肿瘤（28.1%）和肿瘤样病变（12.4%）。当从这些组织型的详细情况来看时，在上皮性肿瘤中腺瘤和腺癌占最多，其次是转移性癌和类癌。

另一方面，在非上皮性肿瘤中淋巴瘤最多，其次是GIST，再次是脂肪瘤。在本次检查的对象中，无软组织肉瘤和恶性黑色素瘤等非上皮性恶性肿瘤的小肠转移病例。另外，在小肠标本中也没有常见的平滑肌瘤。

在非肿瘤性病变（包括肿瘤样病变）中P-J息肉最多，其次是淋巴管瘤、海绵状血管瘤、动静脉畸形、炎性纤维性息肉。

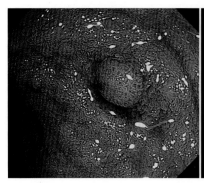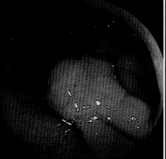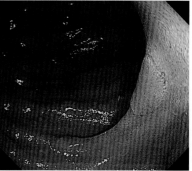

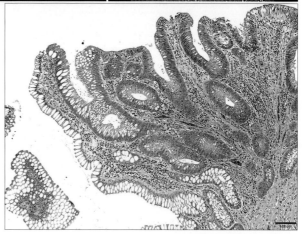

a	b	c
	d	

图1 回肠管状腺瘤的肉眼像和组织病理像

a~c 经肛门的双气囊小肠镜（double balloon enteroscopy，DBE）像。在回肠见有无蒂性（a，c）和带蒂性（b）的隆起性病变。

d 异型上皮细胞呈管状结构在黏膜内置换性增殖。在病变和原有的吸收上皮之间有清晰的边界。

小肠肿瘤的肉眼形态和组织学表现

1. 上皮性肿瘤

1）管状腺瘤（adenoma，**图1**）

多数病变以长径 5 mm 左右的亚蒂性隆起被发现。其表面光滑，病变部与周围黏膜之间的边界清晰。另外，还可以观察到相当于在大肠的表面隆起型（0 Ⅱa）的病变。

在全部病例的组织病理像中均呈管状腺瘤的形态。在所检查的对象标本中无管状绒毛状腺瘤和绒毛状腺瘤。

2）管状腺癌（tubular adenocarcinoma，**图2**）

在全周~次全周性的溃疡形成性晚期癌（全部为高分化~中分化型管状腺癌）中，病变管腔有不同程度的狭窄。其中，在餐巾环状重度狭窄的病例中，近端肠管的扩张明显。病变部伴有深浅不一的癌性溃疡，其底部粗糙。该溃疡被由肿瘤组织构成的环堤状隆起所环绕，与周围黏膜之间的分界线大体为不规则形 / 锯齿状。病变部位质地硬，其剖面呈灰白色。另一方面，在壁浸润深度止于黏膜下组织的病例中无狭窄表现。

组织病理学表现呈类似于大肠癌的管状腺癌的形态，伴随着深部浸润，间质纤维的增生明显。另外，在很多管腔严重狭窄的病例中，由于伴有癌浸润的浆膜之间的粘连，肠壁显著屈曲，固有肌层呈八字形或 Ω（omega）形抬高。

3）内分泌细胞癌（endocrine cell carcinoma，**图3**）

与前述的管状腺癌不同，内分泌细胞癌

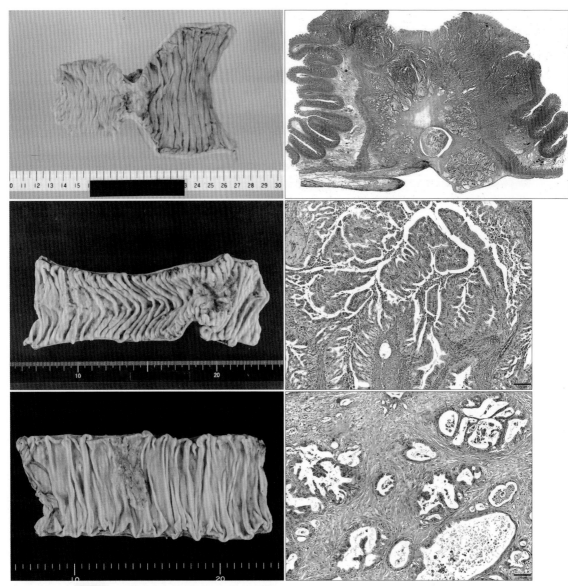

a	d
b	e
c	f

图2 空肠管状腺癌的肉眼像和组织病理像

a 在空肠见有伴严重狭窄的全周性溃疡。近端肠管明显扩张。壁浸润深度达浆膜。

b 在空肠见有由环堤状隆起环绕的2/3周性溃疡。相同部位的肠壁屈曲。未见近端肠管的扩张。壁浸润深度达浆膜。

c 在空肠见有表面颗粒状的低矮的隆起，部分凹陷。壁浸润深度为黏膜下组织的浅层。

d 腺癌组织一直浸润到浆膜，由于浆膜之间的粘连，固有肌层呈八字形抬高（b的病变部最大剖面切片的微距像）。

e，f 黏膜内癌灶部（e）由高分化管状腺癌构成，在固有肌层以深的浸润部（f）间质纤维增生明显。

（neuroendocrine carcinoma）即使是全周性病变也无管腔的严重狭窄，也未发现近端肠管的扩张。癌性溃疡的底部明显凹凸不平，因混有胆汁的渗出物和出血而污秽。环堤状隆起的形状和与周围黏膜之间的边界的性状与前述的管状腺癌类似。病变部位有弹性而柔软，如淋巴瘤（后述）一样为髓样。其剖面呈米黄色，在多处伴有坏死和出血。

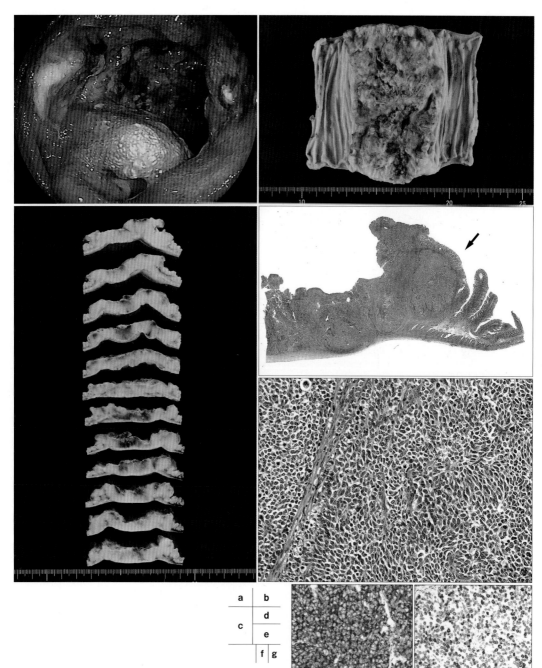

a	b
	d
c	e
	f	g

图3 空肠内分泌细胞癌的肉眼像和组织病理像

a 经口的DBE像。在空肠见有全周性溃疡性病变，被原有黏膜所覆盖的环堤状隆起所环绕。溃疡底部凹凸不平很明显，因混有胆汁的渗出物和出血而污秽。

b 被环堤状隆起环绕的全周性、边界清晰的溃疡性病变。未见近端肠管的扩张。

c 病变部剖面为髓样，呈米黄色，常常伴有出血和坏死。

d 肿瘤缺乏间质纤维结缔组织，显示髓样增生。环绕溃疡的环堤状隆起被原有黏膜所覆盖，该部位呈SMT样（黑色箭头所指）。

e~g 高度异型的肿瘤细胞伴有纤维毛细血管间质充实性地增殖（**e**），几乎所有的肿瘤细胞都表达突触囊泡蛋白（synaptophysin）（**f**）。此外，反映细胞的高增殖能力，在绝大部分肿瘤细胞的细胞核中都表达Ki-67（**g**）。

组织病理学表现与发生于其他部位的病变一样，高度异型的内分泌细胞伴有纤维毛细血管性间质，形成充实的结节状胞巢～薄片状胞巢而增殖。在肿瘤组织内有明显的核分裂相，常常可以观察到坏死灶和出血灶。与上述的管状腺癌不同，在肿瘤组织内几乎看不到间质纤维增生。另外，尽管将病变部位切成阶梯状，全部制成标本进行了检查，但没有发现可能成为早期病变的管状腺癌成分。

4）类癌（carcinoid tumor，**图4**）

全部呈黏膜下肿瘤（submucosal tumor，SMT）样形态，覆盖它们的黏膜的花纹与周围黏膜相比不清晰。这类肿瘤透过所覆盖的黏膜，作为乳黄色（cream yellow）的肿瘤被辨识。肿瘤的基部较宽，剖面呈乳黄色，以髓样在肠壁内膨胀性发育。与上述的管状腺癌不同，未发现明显的癌性溃疡。

组织病理学表现为呈结节状的胞巢形态的实体性肿瘤，病变的主体在黏膜下组织中。肿瘤细胞的核呈类圆形，细胞质呈弱嗜酸性的微小颗粒状，还经常可以观察到红色较深的微小颗粒。肿瘤细胞在 Grimelius 染色和 Fontana-Masson 染色中呈阳性，在免疫组织化学染色中表达嗜铬粒蛋白 A（chromogranin A）、突触囊泡蛋白（synaptophysin）和 5- 羟色胺（serotonin），被分类为嗜银的产 serotonin 类癌。全部是内分泌细胞癌（neuroendocrine tumor），相当于 Grade 1。

5）转移性癌（**图5**）

14 例转移性癌的原发脏器为胃（5 例）、大肠（7 例）、乳腺（1 例）、肝内胆管（1 例），胃和大肠占全体的 85.7%。另外，在此次的检查对象中无肺癌和肾细胞癌的小肠转移病例。除腹腔内播散转移的 4 例外，其余 10 例均为单发。

在黏膜面形成隆起的病变呈 SMT 样外观，在顶部伴有不同程度的凹陷。凹陷深的病变形成清晰的溃疡，边缘清晰呈圆弧状。病变部位坚硬，其剖面呈灰白色，病变的主体在黏膜下

组织中。另一方面，腹腔内播散转移病例的大多数在浆膜面上形成白色的硬结节，常常伴有黏膜皱襞的收缩和颗粒状变化。

从组织病理学上看，从黏膜下组织到浆膜下组织，癌组织浸润性增殖，类似于原发灶的组织病理学表现，即在高分化～中分化管状腺癌中肿瘤腺管密集增殖，见有间质减少的趋势（癌块形成型）。与此不同，在非充实型的低分化腺癌中则可见丰富的纤维性间质，肠壁全层性广泛浸润的趋势很明显（弥漫型）。

2. 非上皮性肿瘤

1）脂肪瘤（lipoma，**图6**）

全部呈 SMT 样形态，除溃疡形成病例外，其表面光滑。长径 10 mm 左右的小病变平缓地过渡到周围黏膜，但当长径超过 20 mm 时则呈较高的亚蒂性的 SMT 样形态，其增高较为陡峭。有 1 例亚蒂性病例引起肠套叠，在顶部形成浅溃疡。溃疡底部发黑，未能透见黄色的肿瘤组织。病变柔软，剖面与上述的类癌相比呈鲜艳的黄色/金黄色（golden yellow），与周围组织之间的边界极为清晰。

组织病理学表现与软组织发生病例相同，由具有偏位核和单囊性空泡状细胞质的类圆形的成熟脂肪细胞形成各种不同大小的小叶，被宽度较窄的纤维性结缔组织所分割。肿瘤在黏膜下组织内膨胀性发育，很好地对应于上述的肉眼表现。

2）GIST（**图7**）

腔内发育型 GIST 呈急剧增高的 SMT 样形态，其表面有或多或少的凹凸，凹凸明显的病变为多结节状（八头状）。腔内/腔外发育型（所谓的哑铃形 dumbbell-type）病变，与隆起部面积相比溃疡部较窄，而且在溃疡边缘突然变深。病变部位坚硬，剖面呈黄桃色，为局限性且膨胀性发育，全部病例均有固有肌层受累。

组织病理学上与胃发生的病例没有太大的差异，以梭形细胞型为代表，由类上皮型的肿瘤细胞构成，全部病例均有固有肌层受累。

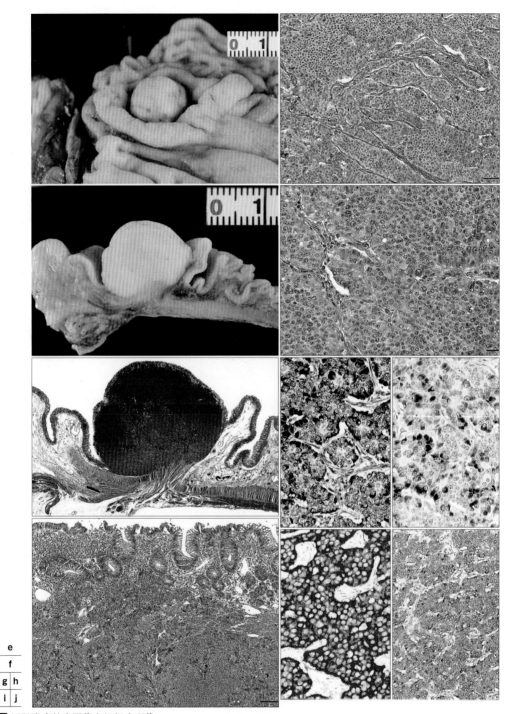

图4 回肠类癌的肉眼像和组织病理像

a，b 在回肠末端见有乳黄色的半球状SMT，黏膜花纹消失，有紧满感（a）。病变部剖面呈髓样，在肠壁内膨胀性
发育（b）。

c 肿瘤组织的主体位于黏膜下组织中，呈膨胀性发育。病变部表面覆盖着原有的回肠黏膜。

d~f 从黏膜深层到黏膜下组织，肿瘤细胞形成结节状的胞巢并增殖（d,e）。肿瘤细胞的核为圆形，细胞质为弱嗜
酸性的微小颗粒状，也经常可以观察到红色明显的微小颗粒（f）。

g~j 肿瘤细胞的细胞质在Grimelius染色（g）和Fontana-Masson染色（h）中呈阳性，在免疫组织化学染色中，
synaptophysin（i）和serotonin（j）呈弥漫性表达。

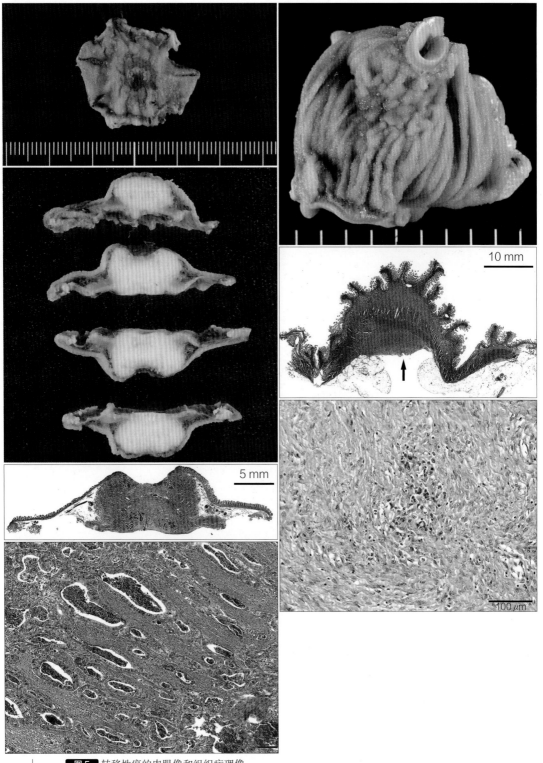

图5 转移性癌的肉眼像和组织病理像

a~d 分化型胃癌的空肠转移灶。在病变顶部见有形成溃疡的SMT（a）。病变部剖面呈灰白色，主要位于黏膜下组织中（b，c），组织病理学上为局限性浸润的高分化管状腺癌。间质纤维增生不明显（d）。

e~g 未分化型胃癌的空肠转移灶。肠壁肥厚、变形，伴有黏膜皱襞的收缩和颗粒状变化（e）。在病变部的最大剖面切片中，在浆膜面上见有播种性结节（黑色箭头所指）（f），肿瘤伴有严重的间质纤维增生，呈硬癌样浸润（g）。

〔e~g 得到允许后转载自"原冈诚司，他. 転移性小腸腫瘍. Intestine 15：157–166, 2011"〕

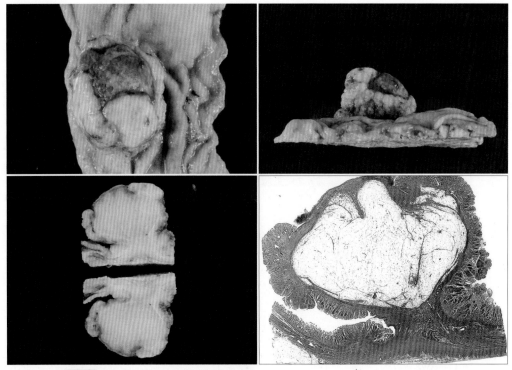

图6 回肠脂肪瘤的肉眼像和组织病理像

a	b
c	d

a 导致肠套叠的SMT的顶部形成溃疡，溃疡底部看起来发黑。
b SMT的隆起很陡峭，表面覆盖着回肠黏膜。
c，d 肿瘤的剖面呈鲜艳的乳黄色（c），病变的主体位于黏膜下组织，与周围组织之间的边界极为清晰（d）。

3）淋巴瘤

淋巴瘤在肉眼观察下可分为溃疡型（5例）、多发性息肉型（10例）、弥漫型（1例）。另外，在此次的对象中没有典型的隆起型。

溃疡型几乎均无肠管管腔的狭窄，也无近端肠管的扩张。溃疡呈椭圆形，其深度一般较浅，表面与腺癌相比为膨胀且光滑。另外，与周围黏膜之间的边界平滑/规则而清晰。环绕溃疡的环堤状隆起被黏膜所覆盖，呈耳郭状的外观。病变部位有弹性而柔软，其剖面为有光泽的灰白色髓样。全部病例为弥漫性大细胞型B细胞淋巴瘤（diffuse large B-cell lymphoma，DLBCL）（图8）。

在多发性息肉型病变中，数毫米大小的白色隆起多发，也可以观察到涉及大范围的病例［相当于多发性淋巴瘤性息肉病（multiple lymphomatous polyposis，MLP）型］。均是在黏膜固有层中形成由小型～中型B细胞构成小结节的低度异型滤泡性淋巴瘤。另外，在此次的检查对象中无易表现为多发性息肉型的套细胞淋巴瘤。

在弥漫型病变中，黏膜皱襞有不同程度的肿大，向周围黏膜的过渡平缓。也就是说，病变部黏膜与周围黏膜之间的边界不清。另外，伴有浅溃疡区域的肠壁显著肥厚，提示肿瘤细胞的肠壁全层性浸润。本病例为单形性嗜上皮性肠道T细胞淋巴瘤（monomorphic epitheliotropic intestinal T-cell lymphoma，MEITL），中型T细胞也弥漫性地在肠壁肥厚部周围黏膜的固有层中增殖，常常浸润于隐窝上皮内。因此，该部位的小肠绒毛均一样地平坦化/钝化。

3. 肿瘤样病变

1）P-J息肉（图9）

研究对象大致被分为在P-J综合征患者（6例）多发的息肉和在非P-J综合征患者（4例）发生的息肉两组，但在福尔马林固定标本的肉

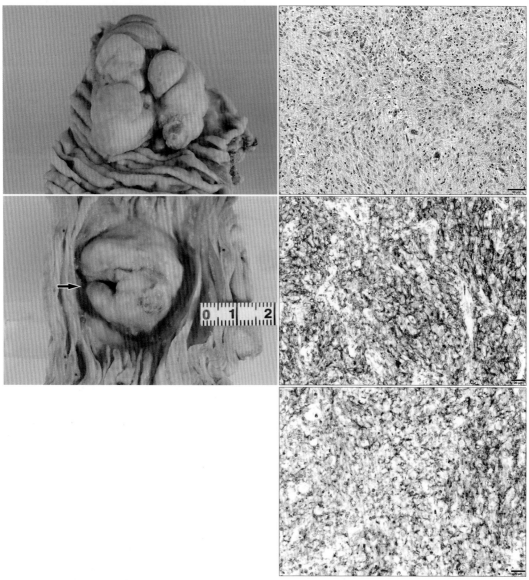

a	c
b	d
	e

图7 空肠GIST的肉眼像和组织病理像

a 引起肠套叠的管内发育型GIST。呈表面平滑的八头状外观，在表面伴有轮廓清晰的浅溃疡。

b 腔内/腔外发育型GIST。在远端可以观察到狭窄的溃疡口（黑色箭头所指）。

c 在组织病理学上，梭形的肿瘤细胞不规则性排列并增殖，散见有红染的球状结构物（团丝样纤维：skeinoid fiber）。

d，e 肿瘤细胞弥漫性地表达KIT（d）和DOG-1（e）。

眼形态上没有太大的差异。即，均为带蒂性或亚蒂性息肉，其表面平滑，但被深沟所分隔，呈脑回状外观。

在组织病理学上，成熟的绒毛上皮不规则性增生，平滑肌纤维束像是从下方包围着它们一样走行。另外，在一部分有腺管侵入到黏膜下组织。在息肉表面还可以观察到伴于糜烂后修复/再生的幼稚性上皮。在此次的检查对象中无息肉内腺瘤或腺癌并发病例。

2）炎性纤维性息肉（inflammatory fibroid

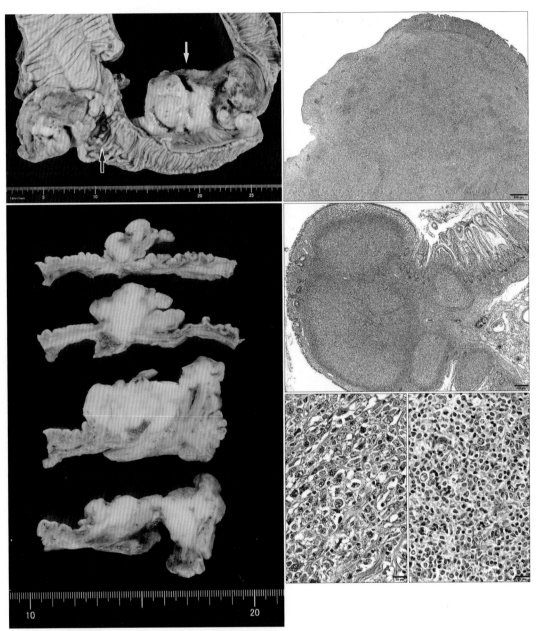

a	c
b	d
	e	f

图8 回肠DLBCL的肉眼像和组织病理像

a 次全周性溃疡的轮廓清晰，被耳郭状的环堤状隆起所环绕。在该溃疡性病变近端的附近散见有5 mm大小的小息肉（红色箭头所指），另外在肠系膜上可以看到拳头大的肿瘤（黄色箭头所指）。

b 溃疡性病变呈灰白色，呈髓样的剖面。

c 环堤状隆起的表面被原有的黏膜所覆盖，呈SMT样，在黏膜下组织以深有肿瘤细胞弥漫性增殖。

d 另一方面，小息肉主要由在黏膜固有层上形成的大小不一的二级淋巴小结样结节构成。

e，f 溃疡性病变和肠系膜肿瘤主要由大型淋巴细胞（**e**）构成；小息肉由小型淋巴细胞（**f**）构成，可以理解为滤泡性淋巴瘤的大细胞转化（large cell transform）。

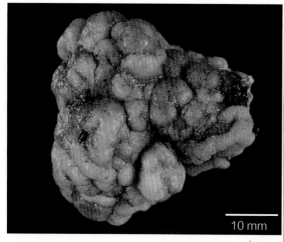
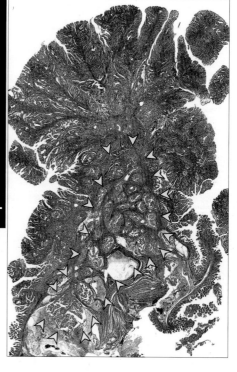
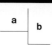

图9 空肠P-J息肉的肉眼像和组织病理像。呈脑回状外观的息肉（a）由成熟的绒毛上皮的不规则性增生灶构成，平滑肌纤维束像是从下方环绕其走行（b）。另外，在息肉内的黏膜下组织中还可以观察到上皮的侵入像（黄色箭头所指）

polyp，**图10**）

　　为半球状的隆起性病变，呈 SMT 样，在顶部伴有浅溃疡。病变部位有弹性而柔软，剖面呈米黄色，病变的主体位于黏膜下组织中。

　　在组织病理学上伴有轻度的毛细血管增生和纤细的胶原纤维，类似成纤维细胞的梭形细胞增殖。在一部分还可以观察到梭形细胞的血管周围性同心圆状排列表现和由少数淋巴细胞、浆细胞、嗜酸性细胞构成的细胞浸润。另外，梭形细胞的细胞质在使用抗 PDGFRα（platelet-derived growth factor receptor α）抗体的免疫组织化学染色中被标记，提示了多篇论文中所报道的肿瘤性的性质。

3）血管畸形（vascular malformations，**图11**）

　　海绵状淋巴管瘤和海绵状血管瘤均作为单发的无蒂性结节状隆起被辨识，其表面被正常黏膜所覆盖。在剖面上，前者呈猪脂样白浊的多囊性囊肿，后者呈暗紫红色的多孔性结节，均较柔软，病变的主体位于黏膜下组织中。从病变部位的颜色差异可以辨识与周围黏膜之间

的边界。

　　在组织病理学上，海绵状淋巴管瘤由内部含有嗜酸性乳糜样液体的薄壁性扩张脉管的集簇构成，偶尔也可以观察到少量的泡沫状组织细胞和瓣结构。另一方面，海绵状血管瘤由充满红细胞的大小不同的扩张血管的单纯增生构成，偶尔也可以观察到血栓。

　　动静脉畸形病例由于施行栓塞术后的状态，病变部机化，无法辨识特征性的组织病理学表现。

病理学上的鉴别诊断

1. 肉眼观察的鉴别诊断

　　对于鉴别诊断，重要的线索是病变部的表面结构、颜色、硬度，此外还有病变部周围的黏膜皱襞的性状；而且，如果是以隆起为病变主体的话，则需关注隆起的性状；伴有溃疡的病变则需关注边缘的性状。一般情况下，不到 10 mm 的小病变通过肉眼观察很难鉴别诊断。

　　病变部的表面结构呈颗粒状、结节状或乳头

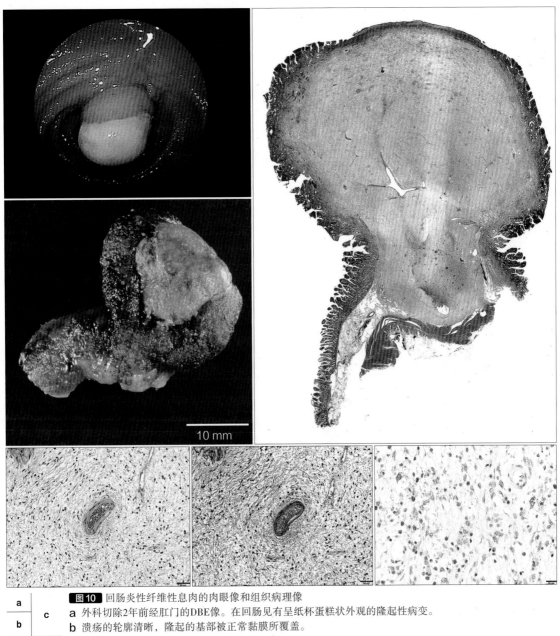

图10 回肠炎性纤维性息肉的肉眼像和组织病理像

a 外科切除2年前经肛门的DBE像。在回肠见有呈纸杯蛋糕状外观的隆起性病变。

b 溃疡的轮廓清晰，隆起的基部被正常黏膜所覆盖。

c 病变主要位于黏膜下组织中，呈膨胀性发育。

d 在组织病理学上，类似成纤维细胞的梭形细胞围绕小血管样增殖，并伴有由少数淋巴细胞、浆细胞、嗜酸细胞构成的细胞浸润。

e 在病变内有由Masson-trichrome染色蓝染的胶原纤维介入。

f 虽然梭形细胞的细胞质染色较浅，但通过使用抗PDGFRα抗体的免疫组织化学染色可以被标记。

状，从周围的黏膜急剧抬高的浅褐色的隆起是上皮性肿瘤。并且，表面被深沟所分隔，即分叶的病变也是上皮性的。特别是 P-J 息肉这种分叶很明显，容易呈脑回状外观。另外，有上述的表现伴有严重狭窄的病变可认为是晚期癌。

伴有溃疡的病变，如果其溃疡被由肿瘤组织构成的环堤状隆起所环绕的话，希望大家能想到可能是腺癌；如果溃疡有清晰的轮廓，在其周边伴有 SMT 样表现的话，希望大家能想到可能是恶性肿瘤（淋巴瘤、GIST、转移性肿瘤）

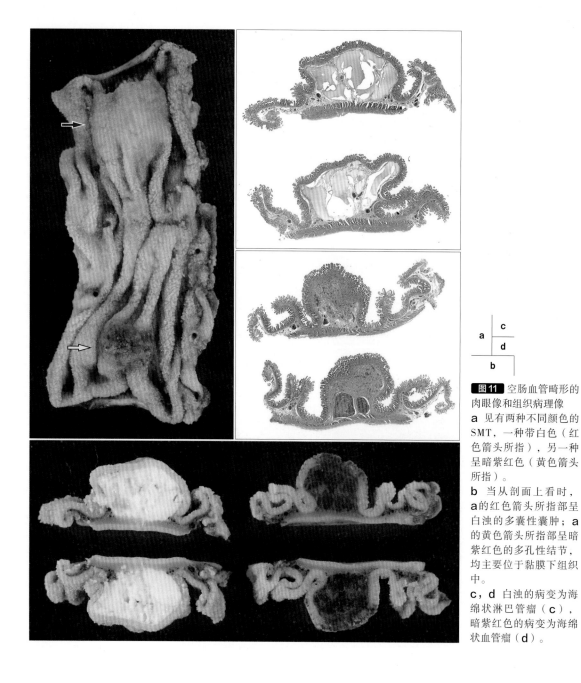

图11 空肠血管畸形的肉眼像和组织病理像

a 见有两种不同颜色的SMT，一种带白色（红色箭头所指），另一种呈暗紫红色（黄色箭头所指）。

b 当从剖面上看时，a的红色箭头所指部呈白浊的多囊性囊肿；a的黄色箭头所指部呈暗紫红色的多孔性结节，均主要位于黏膜下组织中。

c，d 白浊的病变为海绵状淋巴管瘤（c），暗紫红色的病变为海绵状血管瘤（d）。

和良性病变（炎性纤维性息肉、脂肪肉瘤）。另外，与非病变部肠道相比，管腔明显扩张的所谓的动脉瘤型的溃疡性病变可以认为是增殖能力强的淋巴瘤。

呈SMT样外观的组织型的种类很多，但首先需要鉴别/排除类癌、GIST、转移性肿瘤。高度较高的SMT不管是良性还是恶性，在顶部有时伴有糜烂/溃疡。因此，顶部的糜烂/溃疡不能成为马上判断为恶性的依据。但是，对

于溃疡口狭窄，在相同部位有突然变深的溃疡的病变，首先要想到GIST。通常，在类癌中伴有深的癌性溃疡的情况极罕见。在伴有溃疡的SMT多发病例中，常怀疑有可能是转移性肿瘤，但在单发病例中很难与淋巴瘤相鉴别。此外，在脂肪瘤和炎性纤维性息肉的顶部可观察到的溃疡较浅，轮廓清晰，边界明显；在反复发生肠套叠的病例中有时会表现出奇特的形态。另外，在顶部伴有溃疡的脂肪瘤，有时因炎性肉

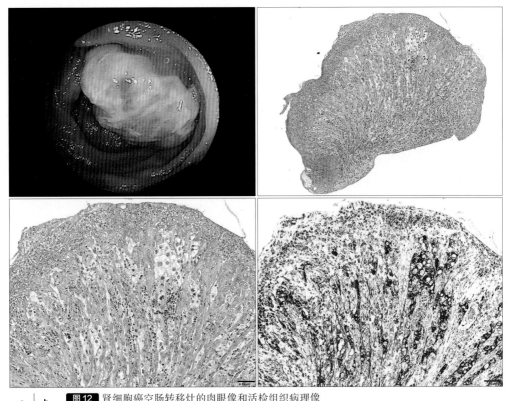

a	b
c	d

图12 肾细胞癌空肠转移灶的肉眼像和活检组织病理像

a 经肛门的DBE像（施行肾切除术3年后）。在空肠上见有附着白苔、明显发红、急剧凸起的隆起性病变。

b，c 虽然活检组织（**b**）被炎性渗出物所覆盖，但当稍微提高放大倍率时即可确认具有透明的细胞质和圆形核的胞巢（**c**）。

d 这些透明细胞的细胞质在使用针对中间丝的抗体（波形蛋白：vimentin）的免疫组织化学染色中呈阳性反应。根据细胞形态和表型以及临床信息，诊断为肾细胞癌（透明细胞型）的转移灶。

芽组织而看不到黄色（**图6**）。

关注病变部的颜色对鉴别诊断也非常有用。例如：从被覆黏膜表面可以透见的淡黄色肿瘤，应怀疑是类癌；鲜艳黄色的SMT，应怀疑是脂肪瘤；有乳浊的局限性SMT，应怀疑是淋巴管瘤；有青铜色的SMT，应怀疑是海绵状血管瘤或动静脉畸形。

2. 组织病理学上的鉴别诊断

近年来在临床上越来越积极地施行小肠镜下的活检，在病理诊断中，不仅要求鉴别肿瘤和非肿瘤、上皮性和非上皮性，还要求诊断病变的组织型。在可以确认各组织型特征性的表现时，其诊断比较容易，但对有严重挫裂伤的组织切片和伴有严重炎症反应的组织切片则很难诊断。

为了检查病变部的主要组成细胞的表型，需要进行免疫组织化学染色，而事先推定需要在HE染色标本上鉴别的组织型是非常重要的。关于抗体试剂盒（antibody panel）和鉴别诊断的相关细节，希望大家参照专门的成书和本系列的专题《临床医生也应该事先了解的免疫组织化学染色的全部》，但笔者在此想强调的是，在其他脏器原发癌的小肠转移灶的活检诊断过程中，影像表现、既往史等临床信息依然是很重要的线索。在病理诊断申请表上缺乏这类信息的情况下，向临床医生咨询是很重要的。大家所知道的，原发灶摘除后经过多年转移到各脏器的肾细胞癌就是这方面的相关例子（**图12**）。

结束语

　　本文以笔者所在医院所经治的病例为基础，概述了小肠肿瘤的组织病理学表现。在困惑于鉴别诊断时，希望大家注意在参考临床影像表现和临床经过的同时，再次回看宏观的肉眼表现和微观的组织病理表现。也就是说，需要临床医生和病理医生之间进行充分的意见交换，共享信息。最后，由于是在单一临床研究机构的病例分析，无法全面地展示小肠肿瘤的肉眼表现和组织学表现，这是本文难以避免的局限性。希望大家能谅解这一点。

参考文献

[1] 八尾恒良, 八尾建史, 真武弘明, 他. 小腸腫瘍—最近5年間(1995～1999)の本邦報告例の集計. 胃と腸　36:871-881, 2001.
[2] Yao JC, Hassan M, Phan A, et al. One hundred years after "carcinoid": epidemiology of and prognostic factors for neuroendocrine tumors in 35,825 cases in the United States. J Clin Oncol　26:3063-3072, 2008.
[3] Ito T, Sasano H, Tanaka M, et al. Epidemiological study of gastroenteropancreatic neuroendocrine tumors in Japan. J Gastroenterol　45:234-243, 2010.
[4] 長野秀紀, 二村聡, 萱嶋善行. 虫垂カルチノイド. 別冊日本臨牀領域別症候群シリーズNo.10 消化管症候群, 第3版II. 日本臨牀社, pp 210-212, 2020.
[5] 渡辺英伸, 岩淵三哉, 岩下明德, 他. 原発性の空・回腸腫瘍の病理肉眼形態と組織像の対比. 胃と腸　16:943-957, 1981.
[6] 原岡誠司, 岩下明德. 転移性小腸腫瘍. Intestine　15:157-166, 2011.
[7] 味岡洋一, 渡辺玄, 加藤卓. 小腸腫瘍性疾患の病理学的鑑別診断. 胃と腸　43:499-512, 2008.
[8] Schildhaus HU, Cavlar T, Binot E, et al. Inflammatory fibroid polyps harbour mutations in the platelet-derived growth factor receptor alpha (PDGFRA) gene. J Pathol　216:176-182, 2008.
[9] Lasota J, Wang ZF, Sobin LH, et al. Gain-of-function PDGFRA mutations, earlier reported in gastrointestinal stromal tumors, are common in small intestinal inflammatory fibroid polyps. A study of 60 cases. Mod Pathol　22:1049-1056, 2009.
[10] Huss S, Wardelmann E, Goltz D, et al. Activating PDGFRA mutations in inflammatory fibroid polyps occur in exons 12, 14 and 18 and are associated with tumour localization. Histopathology　61:59-68, 2012.
[11] 二村聡, 萱嶋善行. 上部消化管腫瘍病理診断において病理医が臨床医に求めるもの. 胃と腸　55:369-373, 2020.
[12] Wyler L, Napoli CU, Ingold B, et al. Brain metastasis in renal cancer patients: metastatic pattern, tumor-associated macrophages and chemokine/chemoreceptor expression. Br J Cancer　110:686-694, 2014.

Summary

Pathology of Small-intestinal Tumors

Satoshi Nimura[1], Hiroshi Tanabe,
Atsuko Ota[2], Takahiro Ono[1, 2],
Noritaka Takatsu[3], Kenshi Yao[4],
Takashi Hisabe[5], Toshiharu Ueki,
Masato Watanabe[6], Seiji Haraoka[1],
Akinori Iwashita

Varied histological types of tumors have been identified in the small intestine. Histopathologically, small intestinal tumors can be categorized into epithelial and nonepithelial neoplasia, and benign and malignant tumor. Conventional pathological examination and immunohistochemical examination findings as well as various important clinical information are essential for accurate differential diagnosis. Furthermore, close communication between the clinician and pathologist is necessary to enhance the accuracy and quality of the pathological diagnosis.

[1] Department of Pathology, Fukuoka University Chikushi Hospital, Chikushino, Japan.
[2] Department of Clinical Laboratory, Fukuoka University Chikushi Hospital, Chikushino, Japan.
[3] Inflammatory Bowel Disease Center, Fukuoka University Chikushi Hospital, Chikushino, Japan.
[4] Department of Endoscopy, Fukuoka University Chikushi Hospital, Chikushino, Japan.
[5] Department of Gastroenterology, Fukuoka University Chikushi Hospital, Chikushino, Japan.
[6] Department of Surgery, Fukuoka University Chikushi Hospital, Chikushino, Japan.

小肠恶性肿瘤的临床

川崎 启祐 [1, 2]

鸟巢 刚弘 [1]

藏原 晃一 [3]

川床 慎一郎 [1, 4]

永塚 真 [5]

藤原 美奈子 [6]

大城 由美 [7]

末永 文彦 [3]

梁井 俊一 [2]

漆久保 顺

井原 勇太郎 [1]

梅野 淳嗣

森山 智彦 [1, 8]

中村 昌太郎 [2]

菅井 有 [5]

松本 主之 [2]

摘要●作为代表性的小肠恶性肿瘤，有上皮性肿瘤的癌和神经内分泌肿瘤，以及非上皮性肿瘤的悪性淋巴瘤、间叶源性肿瘤、转移性肿瘤。原发性小肠癌呈溃疡性肿瘤，可以观察到管腔变得狭窄和口侧肠管的扩张。与此相对，神经内分泌肿瘤的特征是表面的糜烂、溃疡，以及伴有黏膜表面增生血管的黏膜下肿瘤（SMT）样表现；神经内分泌细胞癌则是伴有较深的溃疡性病变。另一方面，恶性淋巴瘤的肉眼表现虽然多种多样，但通过细分为隆起型、溃疡型、MLP型、弥漫型和混合型，可与组织型之间进行对比。在间叶源性肿瘤中包括胃肠道间质瘤（gastrointestinal stromal tumor）、平滑肌肉瘤、脉管源性恶性肿瘤、脂肪肉瘤等，基本上呈SMT样表现，常在表面伴有溃疡和血管增生。在转移性肿瘤中，血行转移呈SMT样隆起，为伸展性良好的溃疡性病变；直接浸润，则在肠管的长轴方向可见黏膜皱襞的聚集表现。笔者认为，通过熟悉上述特征可以提高小肠恶性肿瘤的诊断能力。

关键词　小肠　恶性肿瘤　癌　淋巴瘤　肿瘤

[1] 九州大学大学院医学研究院病態機能内科学　〒812-8582 福岡市東区馬出3丁目 1-1　E-mail : kkawasa@intmed2.med.kyushu-u.ac.jp
[2] 岩手医科大学医学部内科学講座消化器内科消化管分野
[3] 松山赤十字病院胃腸センター
[4] 九州大学大学院医学研究院形態機能病理学
[5] 岩手医科大学医学部病理診断学講座
[6] 九州医療センター病理診断科
[7] 松山赤十字病院病理診断科
[8] 九州大学病院国際医療部

前言

小肠疾病被分为4类：①肿瘤性疾病；②炎症性疾病；③炎症以外的非肿瘤性疾病；④全身性疾病的小肠病变。在每类中都包含多种疾病。进一步，肿瘤性疾病大致可分为良性肿瘤和恶性肿瘤。恶性肿瘤在食管、胃、十二指肠、大肠同样被分为上皮性肿瘤和非上皮性肿瘤；上皮性肿瘤主要被分为癌和神经内分泌肿瘤，非上皮性肿瘤主要被分为恶性淋巴瘤、间叶源性肿瘤和转移性肿瘤。在本文中，以影像诊断（X线造影表现、内镜表现）为中心对空肠、回肠的恶性肿瘤进行概述。

上皮性肿瘤

1. 原发性小肠癌

好发于近端空肠（距离 Treiz 韧带 50 ~ 60 cm

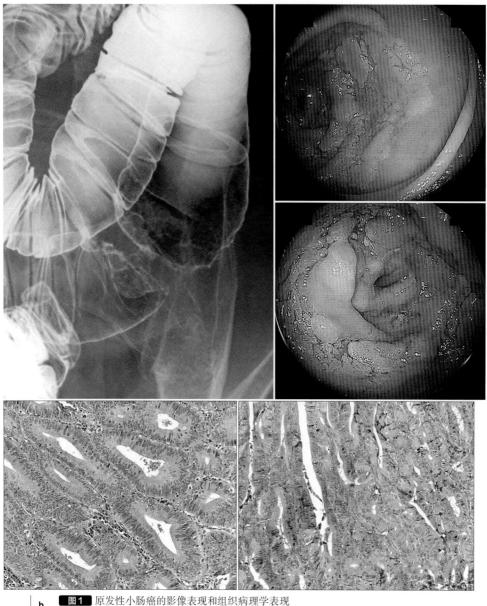

图1 原发性小肠癌的影像表现和组织病理学表现

a	b
	c
d	e

a 伴有腺瘤成分的小肠癌的X线造影像。在空肠见有环状狭窄、口侧肠管的扩张。在口侧可见颗粒状黏膜扩展。

b，c 气囊内镜像（a的内镜像）。在狭窄的口侧见有从褪色到发红的颗粒状的平坦隆起（b）。在病变的中心部隆起变得粗大，见有严重的狭窄（c）。

d，e 组织病理像（a~c的切除标本）。在病变口侧的颗粒状部分见有中度异型~高度异型的管状绒毛腺瘤（d）。在病变的中心部，呈乳头状结构的高分化腺癌一直浸润到固有肌层（e）。

以内）、远端回肠（距离 Bauhin 瓣 50 ~ 60 cm 以内），大部分为单发病例。但是，有报道指出，欧美患者的约 20% 和日本患者的 1.5% 患有 Crohn 病、Lynch 综合征、家族性大肠腺瘤病、Peutz–Jeghers 综合征、乳糜泻等遗传性疾病和炎症性疾病等。一般认为癌变的途径多为新发突变（*de novo*）所致，来自腺瘤的癌变较少。但是，也有尽管是深部浸润，但伴有腺瘤成分

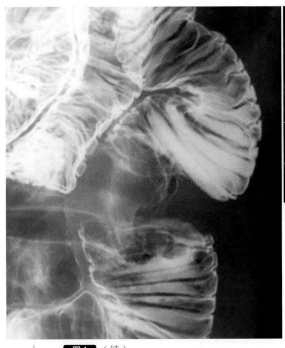
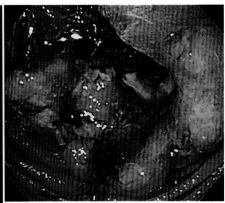

f　g　**图1** （续）

f　不伴有腺瘤成分的小肠癌的X线造影像。在空肠见有管状狭窄和悬垂的边缘（overhanging edge）。

g　气囊内镜像（**f**的内镜像）。为易出血性，伴有环堤、内腔狭小化的溃疡性病变。内镜不能通过。

的病例报道，由此推测，也存在一定比例的通过腺瘤发生的小肠癌（**图1**）。

　　固有肌层以深浸润的病例多为管状或环状狭窄，作为X线造影表现呈所谓的napkin-ring sign像，见有狭窄的两端由病变的环堤形成的overhanging edge和口侧肠管扩张（**图1a**、**f**）。内镜检查发现易出血性环堤，伴随溃疡性病变的内腔狭窄，内镜不能通过的情况较多（**图1g**）。另一方面，停留在黏膜下层的浸润的例子多为隆起。但是，黏膜内癌和黏膜下层浸润癌病例的报道很少，需要根据今后的病例积累进行讨论。组织病理学上以分化型腺癌居多，25%左右为低分化腺癌，在回肠中其概率增加。

2. 神经内分泌肿瘤

　　神经内分泌肿瘤是肿瘤性内分泌细胞呈充实性、索状、网状结构、腺泡状胞巢等，伴有富于毛细血管的纤细间质，形成实质性肿块而增殖的上皮性肿瘤。根据分化程度可大致分为神经内分泌肿瘤（neuroendocrine tumor，NET）和神经内分泌癌（neuroendocrine carcinoma，NEC），再根据异型程度、核分裂相数、Ki-67指数，NET可被细分为G1、G2、G3，NEC可被细分为小细胞型（small cell type）和大细胞型（large cell type）。另外，根据激素分泌的有无可被分为功能性和非功能性，前者根据所产生的激素的不同表现出丰富多样的临床症状。

　　NET发生于位于黏膜深层的内分泌细胞，由于呈膨胀性发育，虽然是上皮性肿瘤，但呈被正常黏膜所覆盖的黏膜下肿瘤（submucosal tumor，SMT）样表现。好发部位为远端回肠，有时多发。在这种情况下，有必要考虑到在背景黏膜上存在多发性内分泌肿瘤病1型（multiple endocrine neoplasia Type 1，MEN1）、神经纤维瘤病1型（von Recklinghausen disease）。颜色为淡黄色，在表面除有凹陷、糜烂、溃疡，有时还伴有增生的血管（**图2**）。由于肿瘤的深

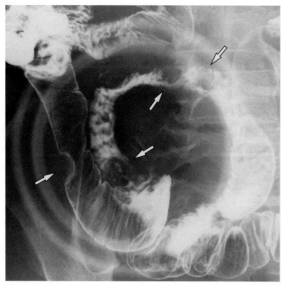
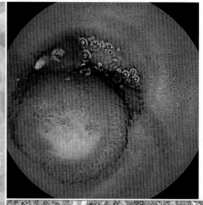
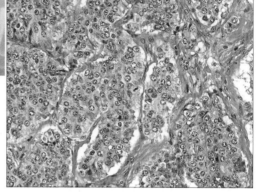

<table>
<tr><td>a</td><td>b</td></tr>
<tr><td></td><td>c</td></tr>
</table>

图2 小肠NET的影像及组织病理学表现

a X线造影像。为压迫像，在回肠见有多处透亮征（黄色箭头所指）。一个个为SMT样，也有在顶部见有钡斑的病变。

b 胶囊内镜像。在回肠见有隆起性病变。表面被正常黏膜所覆盖，在顶部见有糜烂。

c 组织病理像（切除标本）。具有圆形~卵圆形的核和嗜酸性细胞质的肿瘤细胞呈胞巢状、索状增殖。

部浸润，有时肠系膜会出现纤维化，也见有出现狭窄和缺血的病例。

在 NEC 中，大多可以看到混杂有腺癌成分。因此，NEC 的大部分被认为是来源于腺上皮，而 NET 癌变的 NEC 被认为很罕见。小肠的 NEC 极为罕见，关于其内镜表现报道很少。有报道称，见有边缘呈 SMT 样隆起的溃疡性病变和多结节状的隆起性病变。

非上皮性肿瘤

1. 恶性淋巴瘤

发生于小肠的恶性淋巴瘤有小肠原发的病变和作为全身性淋巴瘤局部病症的小肠浸润。但后者在多数情况下，由于是病期处于晚期的病例，可以观察到病变多发或呈弥漫性，与晚期的原发性小肠恶性淋巴瘤之间的鉴别往往很难。

在组织病理学上，恶性淋巴瘤大致被分为 B 细胞淋巴瘤和 NK/T 细胞淋巴瘤。作为好发于小肠的组织型，在 B 细胞淋巴瘤中，主要有黏膜相关淋巴组织（mucosa-associated lymphoid tissue, MALT）淋巴瘤、弥漫性大细胞型 B 细胞淋巴瘤（diffuse large B-cell lymphoma, DLBCL）、滤泡性淋巴瘤、套细胞淋巴瘤、Burkitt 淋巴瘤等；在 NK/T 细胞淋巴瘤中，有间变性大细胞淋巴瘤（anaplastic large cell lymphoma, ALCL）、成人 T 细胞白血病 / 淋巴瘤（adult-cell leukemia/lymphoma, ATL/L）、单形性嗜上皮性肠道 T 细胞淋巴瘤（monomorphic epitheliotropic intestinal T-cell lymphoma, MEITL）等。像这样，虽然有多种

表1 小肠恶性淋巴瘤的组织型和肉眼分型

组织型	肉眼分型				
	隆起型	溃疡型	MLP型	弥漫型	混合型
B细胞淋巴瘤					
MALT淋巴瘤	○	◎	△	△	△
DLBCL	○	◎		△	△
滤泡性淋巴瘤	○	△	◎		△
套细胞淋巴瘤			◎		○
Burkitt淋巴瘤	◎	○			△
NK/T细胞淋巴瘤	△	○	△	○	

◎：最常见；○：仅次于◎常见；△：偶尔可见。

MALT：mucosa-associated lymphoid tissue，黏膜相关淋巴组织；DLBCL：diffuse large B-cell lymphoma，弥漫性大细胞型B细胞淋巴瘤；MLP：multiple lymphomatous polyposis，多发性淋巴瘤性息肉。

〔根据"中村昌太郎，他. 空·回腸恶性リンパ腫168例の臨床病理学的特徵—X線·内視鏡所見を中心に. 胃と腸48：1461-1473, 2013"制作〕

组织型存在，但 Nakamura 等记载，通过将这些不同类型的恶性淋巴瘤的肉眼表现分类为①隆起型、②溃疡型（狭窄、非狭窄、动脉瘤）、③多发性淋巴瘤性息肉（multiple lymphomatous polyposis，MLP）型、④弥漫型和⑤混合型，能够对应肉眼分型和组织型（**表1**）。

MALT 淋巴瘤是以慢性炎症为背景，来源于在结外脏器形成的黏膜相关淋巴组织（MALT）的边缘带 B 细胞的淋巴瘤。类似于胚中心的小型～中型异型淋巴细胞——中心细胞样细胞（centrocyte-like cell）从滤泡边缘带向滤泡间区域增殖。主要的好发部位是回肠，由于是以黏膜固有层到黏膜下组织为病变的主体，可以观察到结节/颗粒状黏膜和异常血管的增生。作为肉眼分型以溃疡型（尤其是狭窄型）居多，但也可见有隆起型、MLP 型、混合型（**图 3a**）。

DLBCL 是由中型～大型的异型淋巴细胞充实性增殖构成的肿瘤。好发于回肠，在溃疡型中也多呈动脉瘤型，其次为隆起型（**图 3b**）。即使肿瘤增大，小肠壁的伸展也保持良好，肿瘤边缘的耳郭样环堤是其特征。

在滤泡性淋巴瘤中，小型～中型的异型淋巴细胞在黏膜内或黏膜下组织中形成淋巴滤泡样结节而增生。好发于空肠，多呈 MLP 型；在小肠上部，白色颗粒状隆起部分聚集成簇并多发（**图 3c**）。与此相对，在小肠下部则变为呈与周围黏膜相同颜色的多发性隆起性病变。但是，当淋巴瘤细胞在全周性浸润且超过固有肌层浸润时，有时呈肠管的肥厚和狭窄，有时则会伴有假憩室样表现（**图 3d**）。

套细胞淋巴瘤是小型～中型的异型淋巴细胞呈结节状或弥漫性增殖，并伴有细胞周期蛋白 D1（cyclin D1）过表达的淋巴瘤。在空肠和回肠中均可以看到，以 MLP 型居多。隆起比较大且具有光泽，一部分病变有时形成局限性肿瘤（**图 3e**）。

在 Burkitt 淋巴瘤中，小型～中型的比较均一的异型淋巴细胞呈弥漫性/融合性增殖。吞噬核片的巨噬细胞聚集成簇，呈现出被称为星空征（starry sky appearance）的特征性的组织病理学表现。EB 病毒（Epstein-Barr virus）感染与本病的发病有关。好发于回肠，形成隆起型或溃疡型的巨大肿瘤（**图 3f**）。

ATL/L 是因人类 T 细胞白血病病毒Ⅰ型（human T-cell leukemia virus Type I，HTLV-1）的感染而发病的成熟型 T 细胞淋巴瘤。在同一患者中可以观察到白色的颗粒状黏膜、MLP

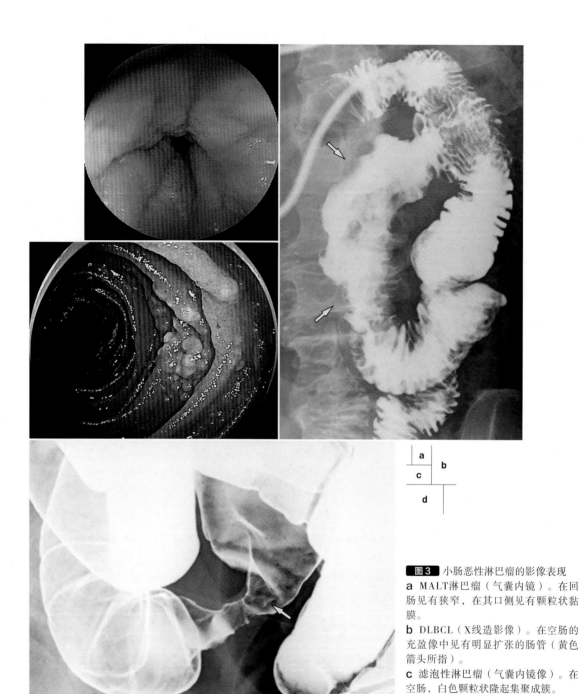

图3 小肠恶性淋巴瘤的影像表现

a MALT淋巴瘤（气囊内镜）。在回肠见有狭窄，在其口侧见有颗粒状黏膜。

b DLBCL（X线造影像）。在空肠的充盈像中见有明显扩张的肠管（黄色箭头所指）。

c 滤泡性淋巴瘤（气囊内镜像）。在空肠，白色颗粒状隆起集聚成簇。

d 狭窄型滤泡性淋巴瘤（X线造影像）。在回肠有狭窄，见有假憩室样的钡的溢出（黄色箭头所指）。

样的发红的多发结节、Kerckring 皱襞的肥厚、不规则形溃疡等多种病变（**图3g**）。

MEITL 是过去一直被称为肠病相关性T细胞淋巴瘤（enteropathy-associated T-cell lymphoma，EATL）Ⅱ型的淋巴瘤。其特征是小型～中型的淋巴瘤细胞单纯性增殖，伴有小型上皮内淋巴细胞和绒毛的萎缩。从十二指肠到回肠，可见有弥漫性/连续性病变，大范围

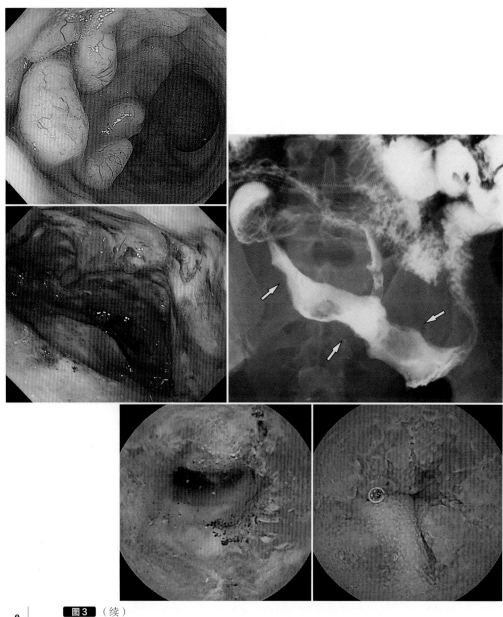

e f
g
h i

图3 （续）

e 套细胞淋巴瘤（气囊内镜像）。在回肠可以观察到多个表面伴有血管扩张、较大的具有光泽的隆起性病变。

f Burkitt淋巴瘤（X线造影像）。在回肠见有伴狭窄和扩张的病变（黄色箭头所指）。

g 成人T细胞白血病/淋巴瘤（ATL/L；气囊内镜像）。在空肠见有全周性的溃疡性病变。

h，i 单形性嗜上皮性肠道T细胞淋巴瘤（MEITL；胶囊内镜像）。在空肠见有易出血性、伴有狭窄的溃疡性病变（h），在其肛侧见有颗粒状黏膜（i）。

见有水肿样/颗粒状黏膜或龟甲样黏膜等表现。在这种连续性病变中，伴有溃疡和肿瘤等是其特征（图3h、i）。ATLL和MEITL都有很大的穿孔风险，需要注意。

2. 间叶源性肿瘤

发生于小肠的间叶源性肿瘤的组织病理学表现虽然多种多样，但其大部分是良性肿瘤。另一方面，恶性肿瘤的大部分为胃肠道间质瘤

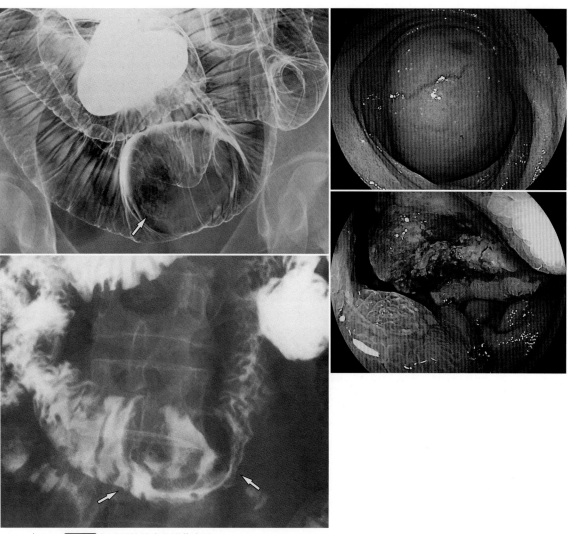

a	b
	d
c	

图4 间叶源性肿瘤的影像表现

a 胃肠道间质瘤（GIST；X线造影像）。在回肠见有透亮征。表面平滑，见有小钡斑（黄色箭头所指）。

b a的气囊内镜像。见有SMT样隆起性病变，在表面见有糜烂和血管扩张。

c 平滑肌肉瘤（X线造影像）。在空肠见有透亮征（黄色箭头所指）；在中心见有不规则形的钡斑，可辨识溃疡性病变的存在。

d c的气囊内镜像。隆起的边缘因正常黏膜而抬高，在其内部伴有大溃疡。

（gastrointestinal stromal tumor，GIST）。此外，作为罕见的恶性肿瘤，也有平滑肌肉瘤、脉管源性恶性肿瘤、脂肪肉瘤等的报道。

GIST是以固有肌层间的消化道蠕动运动的起搏细胞——Cajal间质细胞为起源的肿瘤。据报道，GIST的代表性表现是梭形肿瘤细胞的束状/交错状增殖，或多边形的类上皮样肿瘤细胞的铺路石状增生，作为特异性的免疫组织化学标志物有KIT、CD34、DOG1等。以与固有肌层相连续的形式发生，随着增大而向管腔侧、浆膜侧或向两侧发育。呈腔外性发育的病变在X线造影检查中可以观察到相邻肠管的挤压表现（blank space）和因肠管牵拉所导致的V字形牵引表现。另外，典型病例的内镜表现为被正常黏膜所覆盖的坚硬的SMT，有时在表面形成糜烂/溃疡，在肿瘤边缘见有血管增

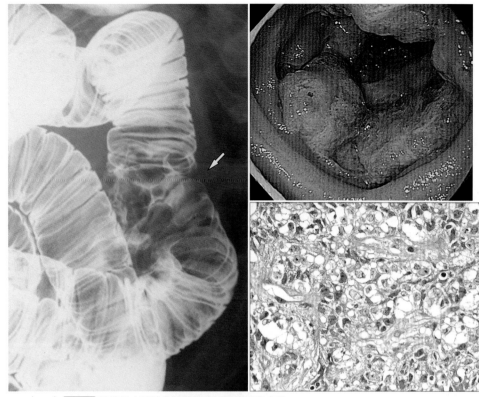

图5 转移性小肠肿瘤的影像及组织病理学表现

a X线造影像。在空肠见有内部伴有钡斑的肿瘤性病变（黄色箭头所指）。虽然是全周性病变，但肠壁伸展得以保持。

b 气囊内镜像。在空肠见有全周性的不规则形的溃疡性病变，环堤伴有SMT样外观。内镜可以通过。

c 组织病理像（活检）。异型明显的大型细胞形成不规则形的充实性胞巢，呈浸润性增殖，类似于肺癌。因肺癌（大细胞癌）而接受治疗，诊断为肺癌的小肠转移。

生/扩张表现（**图4a、b**）。虽然很罕见，但在家族性 GIST 综合征、神经纤维瘤病 1 型（von Recklinghausen disease）患者中小肠 GIST 多发。

平滑肌肉瘤是源于平滑肌的肌源性恶性肿瘤，细胞密度比平滑肌瘤高，具有明显的核异型性和核分裂相的平滑肌细胞增殖，在免疫染色中为 KIT 阴性，且 αSMA 或结蛋白（desmin）为阳性。2000 年以前被确诊的平滑肌肉瘤的大部分是 GIST，真正的平滑肌肉瘤极为罕见，被认为是恶性程度高、预后不良的小肠恶性肿瘤。肉眼形态以 SMT 样的隆起和中心的大溃疡为特征（**图4c、d**）。

发生于小肠的脉管源性恶性肿瘤是血管肉瘤和 Kaposi 肉瘤。血管肉瘤是源于血管内皮细胞的恶性肿瘤，原发性的和转移性的在小肠均有发生，作为在表面伴有血管增生的隆起性病变被观察到。Kaposi 肉瘤是由人疱疹病毒 8 型（human herpesvirus 8，HHV-8）感染所引起的血管性肿瘤，大部分合并于获得性免疫缺陷综合征。其内镜表现的特征被归纳为多发性明显发红的 SMT 样的隆起，有时在表面伴有糜烂。

脂肪肉瘤是恶性的脂肪性肿瘤。有文献报道，其内镜表现为 SMT 样隆起，在顶部形成溃疡。

3. 转移性肿瘤

小肠是转移性肿瘤的好发器官，一般认为其转移途径有血行转移、直接浸润、淋巴转移等。作为引起血行转移的原发灶，以肺癌、乳腺癌、恶性黑色素瘤居多；直接浸润以卵巢癌和大肠癌居多。在血行转移中，由于在黏膜下形成转移灶，呈 SMT 样形态，随着增大而表面发生溃疡化（**图 5**）。由于细胞成分多而间质成分少，肠壁的伸展性得以保持。

直接浸润是从肠系膜和浆膜侧向黏膜侧浸润，伴有严重的纤维性间质的增生，在肠管的长轴方向可以观察到黏膜皱襞的聚集表现。

结束语

本文以影像表现为中心对小肠恶性肿瘤进行了概述。小肠恶性肿瘤的特征是：上皮性肿瘤少，呈多种组织病理学表现和粗大的病变肉眼表现的淋巴瘤和非上皮性肿瘤多。考虑到这一情况，理解 X 线造影表现、内镜表现的特征被认为是诊断的基础。

参考文献

[1] 斉藤裕輔. 知っておきたい小腸疾患―小腸疾患の鑑別診断. 胃と腸 54:437-439, 2019.
[2] 八尾隆史, 大城由美, 和田了. 小腸疾患の分類と病理診断. 胃と腸 54:440-449, 2019.
[3] 八尾恒良, 八尾建史, 真武弘明, 他. 小腸腫瘍―最近5年間（1995～1999）の本邦報告例の集計. 胃と腸 36:871-881, 2001.
[4] 三澤俊一, 堀江久永, 熊野秀俊, 他. 当院での原発性小腸癌10例の臨床病理学的検討と最近5年間の本邦報告例116例の文献的考察. 日消誌 108:429-435, 2011.
[5] Aparicio T, Henriques J, Manfredi S, et al. Small bowel adenocarcinoma：Results from a nationwide prospective ARCAD-NADEGE cohort study of 347 patients. Int J Cancer 147:967-977, 2020.
[6] Sakae H, Kanzaki H, Nasu J, et al. The characteristics and outcomes of small bowel adenocarcinoma：a multicentre retrospective observational study. Br J Cancer 117:1607-1613, 2017.
[7] Aparicio T, Zaanan A, Mary F, et al. Small Bowel Adenocarcinoma. Gastroenterol Clin North Am 45:447-457, 2016.
[8] 平野敦士, 森山智彦, 古賀秀樹, 他. 結節集簇様病変を呈した小腸進行癌の1例. 胃と腸 43:1854-1860, 2008.
[9] McPeak CJ. Malignant tumors of the small intestine. Am J Surg 114:402-411, 1967.
[10] 蔵原晃一, 八板弘樹, 浅野光一, 他. 狭窄を来す小腸疾患の診断―X線診断の立場から. 胃と腸 51:1661-1674, 2016.
[11] 岡志郎, 田中信治, 飯尾澄夫, 他. 小腸の腫瘍性・腫瘍様疾患―原発性小腸癌と転移性小腸腫瘍. 胃と腸 54:451-460, 2019.
[12] Yamasaki K, Takenaka K, Ohtsuka K. Laterally spreading tumor-like early cancer in ileum. Intern Med 58:885-886, 2019.
[13] The WHO Classification of Tumors Editorial Board (eds). WHO Classification of Tumors of Digestive System Tumors, 5th ed. IARC press, Lyon, 2019.
[14] 海崎泰治. 上部消化管：カルチノイド腫瘍・内分泌細胞癌. 胃と腸 55:450-454, 2020.
[15] 蔵原晃一, 吉田雄一朗, 和智博信, 他. 小腸の腫瘍性・腫瘍様疾患―小腸粘膜下腫瘍：粘膜下腫瘍様隆起の形態を呈する腫瘍性・腫瘍様病変. 胃と腸 54:473-484, 2019.
[16] 松田知己, 中堀昌人, 伊藤聡司, 他. 小腸腫瘍性病変の内視鏡診断―粘膜下腫瘍様病変の診断. 胃と腸 55:646-656, 2020.
[17] Scott AT, Howe JR. Management of small bowel neuroendocrine tumors. J Oncol Pract 14:471-482, 2018.
[18] 平川克哉, 松本主之, 加藤秀典, 他. 中部小腸に発生したカルチノイド腫瘍の1例. 胃と腸 35:1097-1102, 2000.
[19] 岩渕三哉, 渡辺徹, 坂下千明, 他. 消化管内分泌細胞腫瘍の概念・分類・病理診断. 臨消内科 21:1361-1376, 2006.
[20] Chen J, Zhang L, Zhang W, et al. A case of neuroendocrine malignant tumor with capsule retention diagnosed by double-balloon enteroscopy. Case Rep Gastroenterol 4:52-56, 2010.
[21] Martini C, Sturniolo GC, De Carlo E, et al. Neuroendocrine tumor of small bowel. Gastrointest Endosc 60:431, 2004.
[22] Kawano S, Miyashima Y, Miyabe Y, et al. A case of small intestinal neuroendocrine carcinoma diagnosed using double-balloon endoscopy with long-term survival. Clin J Gastroenterol 11:240-244, 2018.
[23] Swerdlow SH, Campo E, Harris NL, et al (eds). WHO Classification of Tumors of Haematopoietic and Lymphoid Tissues, 4th ed. IARC, Lyon, 2008.
[24] Nakamura S, Matsumoto T. Gastrointestinal lymphoma：recent advances in diagnosis and treatment. Digestion 87:182-188, 2013.
[25] 中村昌太郎, 松本主之, 池上幸治, 他. 空・回腸悪性リンパ腫168例の臨床病理学的特徴―X線・内視鏡所見を中心に. 胃と腸 48:1461-1473, 2013.
[26] Yanai S, Nakamura S, Hirahashi M, et al. Education and imaging. Gastrointestinal：MALT lymphoma of the small bowel accompanied by NSAID-induced enteropathy. J Gastroenterol Hepatol 27:1126, 2012.
[27] Takata K, Okada H, Ohmiya N, et al. Primary gastrointestinal follicular lymphoma involving the duodenal second portion is a distinct entity：a multicenter, retrospective analysis in Japan. Cancer Sci 102:1532-1536, 2011.
[28] Yanai S, Nakamura S, Takeshita M, et al. Translocation t(14;18)/IGH-BCL2 in gastrointestinal follicular lymphoma：correlation with clinicopathologic features in 48 patients. Cancer 117:2467-2477, 2011.
[29] Kawasaki K, Nakamura S, Kurahara K, et al. Primary small-bowel follicular lymphoma with a stenosis：radiographic and endoscopic findings. Gastrointest Endosc 83:267-268, 2016.
[30] Kawasaki K, Eizuka M, Nakamura S, et al. Discordant lymphoma consisting of ileal follicular lymphoma and colonic mucosa-associated lymphoid tissue lymphoma. J Gastroenterol Hepatol 34:1894, 2019.
[31] Iwamuro M, Okada H, Kawahara Y, et al. Endoscopic features and prognoses of mantle cell lymphoma with gastrointestinal involvement. World J Gastroenterol 16:4661-4669, 2010.
[32] Yanai S, Nakamura S, Yamaguchi S, et al. Gastrointestinal mantle cell lymphoma with isolated mass and multiple lymphomatous polyposis：report of two cases. Clin J Gastroenterol 10:327-330, 2017.
[33] 高津典孝, 大門裕貴, 岸昌廣, 他. 消化管T細胞性リンパ腫の診断と治療. 胃と腸 49:783-793, 2014.
[34] Ishibashi H, Nimura S, Kayashima Y, et al. Endoscopic and clinicopathological characteristics of gastrointestinal adult

T-cell leukemia/lymphoma. J Gastrointest Oncol 10:723-733, 2019.

[35]梁井俊一, 中村昌太郎, 守永晋, 他. 炎症性腸疾患との鑑別を要した成人T細胞白血病リンパ腫の1例. 胃と腸 46:492-499, 2011.

[36]河野真一, 鳥巣剛弘, 小林広幸, 他. Monomorphic epitheliotropic intestinal T-cell lymphomaの2例. 胃と腸 54:543-552, 2019.

[37]Ishibashi H, Nimura S, Kayashima Y, et al. Multiple lesions of gastrointestinal tract invasion by monomorphic epitheliotropic intestinal T-cell lymphoma, accompanied by duodenal and intestinal enteropathy-like lesions and microscopic lymphocytic proctocolitis:a case series. Diagn Pathol 11:66, 2016.

[38]Yanai S, Matsumoto T, Nakamura S, et al. Endoscopic findings of enteropathy-type T-cell lymphoma. Endoscopy 39:E339-340, 2007.

[39]Hirota S, Isozaki K, Moriyama Y, et al. Gain-of-function mutations of c-kit in human gastrointestinal stromal tumors. Science 279:577-580, 1998.

[40]廣田誠一. リンパ増殖性疾患を除く間葉系腫瘍に対する免疫組織化学染色. 胃と腸 52:1019-1029, 2017.

[41]Ihara Y, Torisu T, Moriyama T, et al. Endoscopic features of gastrointestinal stromal tumor in the small intestine. Intest Res 17:398-403, 2019.

[42]Nishida T, Hirota S, Taniguchi M, et al. Familial gastrointestinal stromal tumours with germline mutation of the KIT gene. Nat Genet 19:323-324, l998.

[43]Farag S, van der Kolk LE, van Boven HH, et al. Remarkable effects of imatinib in a family with young onset gastrointestinal stromal tumors and cutaneous hyperpigmentation associated with a germline KIT-Trp557Arg mutation:case report and literature overview. Fam Cancer 17:247-253, 2018.

[44]Kinoshita K, Hirota S, Isozaki K, et al. Absence of c-kit gene mutations in gastrointestinal stromal tumours of neurofibromatosis type I patients. J Pathol 202:80-85, 2004.

[45]Ylä-Outinen H, Loponen N, Kallionpää RA, et al. Intestinal tumors in neurofibromatosis 1 with special reference to fatal gastrointestinal stromal tumors(GIST). Mol Genet Genomic Med 7:e927, 2019.

[46]Miettinen M, Makhlouf H, Sobin LH, et al. Gastrointestinal stromal tumors of the jejunum and ileum:a clinicopathologic, immunohistochemical, and molecular genetic study of 906 cases before imatinib with long-term follow-up. Am J Surg Pathol 30:477-489, 2006.

[47]土屋堯裕, 田中直樹, 長尾宗紀, 他. 腸管内腔へ穿破し消化管出血を来した小腸平滑筋肉腫の1例. 癌と化療 44:1068-1070, 2017.

[48]長末智寛, 岡本康治, 保利喜史, 他. 小腸平滑筋肉腫の1例. 胃と腸 55:875-877, 2020.

[49]Knop FK, Hansen MB, Meisner S. Small-bowel hemangiosarcoma and capsule endoscopy. Endoscopy 35:637, 2003.

[50]Viazis N, Vlachogiannakos J, Georgiadis D, et al. Classic Kaposi's sarcoma and involvement of the small intestine as shown by capsule endoscopy. Endoscopy 40:E209, 2008.

[51]Schmalzle SA, Wolde-Rufael D, Gilliam BL. Photo quiz. Diarrhea, anasarca, and severe hypoalbuminemia in an AIDS patient. Diagnosis:AIDS-related visceral Kaposi sarcoma(KS) with protein-losing enteropathy(PLE). Clin Infect Dis 60:1241, 1281-1283, 2015.

[52]Nennstiel S, Mollenhauer M, Schlag C, et al. Small bowel pleomorphic liposarcoma:a rare cause of gastrointestinal bleeding. Case Rep Gastrointest Med 2014:391871, 2014.

[53]Jasti R, Carucci LR. Small bowel neoplasms:a pictorial review. Radiographics 40:1020-1038, 2020.

[54]渡辺憲治, 森本謙一, 谷川徹也, 他. 小腸腫瘍性疾患—転移性腫瘍. 胃と腸 43:570-574, 2008.

[55]岩下生久子, 牛尾恭輔, 岩下明徳, 他. 転移性小腸腫瘍の画像診断. 胃と腸 38:1799-1813, 2003.

[56]牛尾恭輔, 石川勉, 宮川国久, 他. 転移性小腸腫瘍のX線診断. 胃と腸 27:793-804, 1992.

[57]原岡誠司, 岩下明徳. 小腸悪性腫瘍:転移性小腸腫瘍. Intestine 15:157-166, 2011.

Summary

Radiographic and Endoscopic Findings in Small-bowel Malignant Neoplasms

Keisuke Kawasaki[1, 2], Takehiro Torisu[1],
Koichi Kurahara[3], Shinichiro Kawatoko[1, 4],
Makoto Eizuka[5], Minako Fujiwara[6],
Yumi Oshiro[7], Fumihiko Suenaga[3],
Shunichi Yanai[2], Jun Urushikubo,
Yutaro Ihara[1], Junji Umeno,
Tomohiko Moriyama[1, 8], Shotaro Nakamura[2],
Tamotsu Sugai[5], Takayuki Matsumoto[2]

Malignant tumors of the small bowel can be categorized into epithelial and non-epithelial neoplasms. Epithelial neoplasms include cancer and neuroendocrine tumors while non-epithelial neoplasms comprise malignant lymphoma, mesenchymal tumor, metastatic tumor, and other rare tumors. Endoscopic and radiographic findings of malignant tumors of the small bowel which had been treated at our institutions were reviewed to make recommendations and indicate pitfalls in clinical diagnosis. Endoscopy and cross-sectional imaging procedures, and a detailed and comprehensive analysis of findings obtained with said procedures, is inevitable for a correct diagnosis because each histologic type of malignant tumor presents characteristic features under radiography.

[1]Department of Medicine and Clinical Science, Graduate School of Medical Sciences, Kyushu University, Fukuoka, Japan.

[2]Division of Gastroenterology, Department of Internal Medicine, Iwate Medical University, Morioka, Japan.

[3]Division of Gastroenterology, Matsuyama Red Cross Hospital, Matsuyama, Japan.

[4]Department of Anatomic Pathology, Graduate School of Medical Sciences, Kyushu University, Fukuoka, Japan.

[5]Department of Diagnostic Pathology, Department of Internal Medicine, Iwate Medical University, Morioka, Japan.

[6]Department of Pathology, National Hospital Organization Kyushu Medical Center, Fukuoka, Japan.

[7]Department of Pathology, Matsuyama Red Cross Hospital, Matsuyama, Japan.

[8]International Medical Department, Kyushu University Hospital, Fukuoka, Japan.

小肠的良性肿瘤和肿瘤样病变

池上 幸治 [1]

藏原 晃一

大城 由美 [2]

川崎 启祐 [1, 3]

村田 征喜 [1]

末永 文彦

清森 亮祐

浦冈 尚平

川床 慎一郎 [4]

藤原 美奈子 [4, 5]

冈本 康治 [6]

田中 贵英 [3]

鸟巢 刚弘

石桥 英树 [7]

江崎 幹宏 [8]

南 一仁 [9]

摘要●在本文中，作为小肠的良性肿瘤及肿瘤样病变，多呈现比较特征性形态的病变有腺瘤、脂肪瘤、淋巴管瘤、Peutz-Jeghers息肉、Cronkhite-Canada综合征、幼年性息肉、血管性病变、化脓性肉芽肿（pyogenic granuloma）、异位胰腺、炎性纤维性息肉（IFP）、Meckel憩室内翻等，基于笔者等所经治的病例和过去的文献报道，概述了各病变的形态特征和鉴别诊断。对于这些病变的诊断，不仅是病变的顶部，包括基部在内的病变表面性状的判断，以及腔外性发育趋势的有无和钙化的有无等伴随表现的评估也很重要。

关键词　小肠肿瘤　小肠腺瘤　小肠肿瘤样病变　息肉
动静脉畸形

[1] 松山赤十字病院胃肠センター　〒790-8524 松山市文京町1番地　E-mail：kikegami@matsuyama.jrc.or.jp
[2] 同　病理诊断科
[3] 九州大学大学院医学研究院病態機能内科学
[4] 同　形態機能病理学
[5] 国立病院機構九州医療センター検査科病理・病理诊断科
[6] 九州中央病院内科
[7] 福冈大学医学部消化器内科学
[8] 佐賀大学医学部内科学講座消化器内科
[9] 松山赤十字病院外科

前言

　　随着气囊内镜（balloon assisted endoscopy，BAE）和胶囊内镜（capsule endoscopy，CE）的普及，临床中遇到小肠肿瘤及肿瘤样病变的概率在增加，但由于对其形态特征的了解不足，诊断困难的情况也有不少。此次，笔者等筛选出在组织病理学上明确诊断的所经治小肠肿瘤/肿瘤样病变，对其X线造影表现、内镜表现和切除标本的组织病理学表现进行了重新评价。本文以笔者等所经治的病例和过去的文献报道为基础，就各种小肠良性肿瘤和肿瘤样病变的形态特征和鉴别诊断加以概述。

腺瘤

　　据报道，在小肠肿瘤中腺瘤很罕见，约占所有小肠肿瘤的2.8%。在家族性腺瘤性息肉病（familial adenomatous polyposis，FAP）病例中，有60%~75%见有小肠腺瘤，特别是在十二指肠存在有腺瘤的病例中高比例合并有小肠腺瘤。在FAP病例中，以空肠为主体，多发类似十二指肠肠型腺瘤的褪色、扁平的小隆起，但癌变的风险较低，不推荐包括内镜检查在内的定期的小肠影像诊断。另一方面，关于非FAP

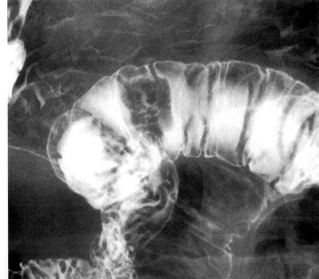

图1 [病例1]空肠腺瘤

a 小肠X线造影像（插管法）。在Treitz韧带的紧邻肛侧，可以看到边界清晰、低矮的透亮征。
b 常规内镜像。见有白色、一部分轻度发红的扁平的隆起性病变。
c 窄带成像（narrow band imaging，NBI）表现。见有白色不透明物质的沉积。
d EMR标本微距像。
e 切除标本的组织病理像（HE染色微距像，**d**的蓝线部分）。见有呈中度异型的管状腺瘤的表现。

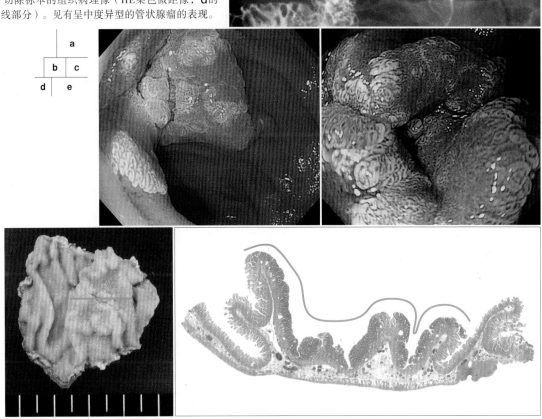

病例的小肠腺瘤，截止到2019年，除日本的会议论文集外，被报道的仅有18例。1999年以前，多是以肠套叠就诊被发现的病变，全部为隆起型，被施行了外科切除。2000年以后，平坦型的病变增加，大多尝试施行了内镜切除。在此展示在其他疾病筛查时偶然发现，通过内镜下黏膜切除术（endoscopic mucosal resection，EMR）切除的空肠的平坦型管状腺瘤[**病例1，图1**]。即使只在笔者等所经治的病例中，在施行结肠镜检查时偶然发现的有回肠末端的微

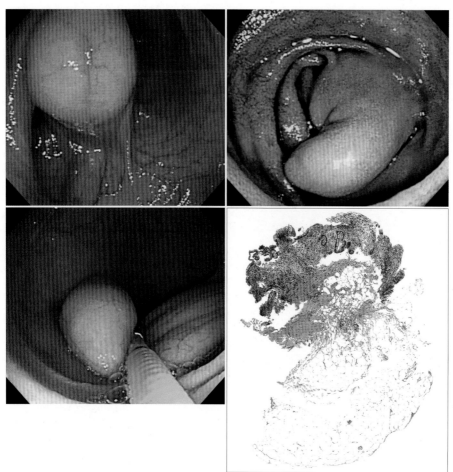

a	b
c	d

图2 ［病例2］回肠脂肪瘤
a 下消化道常规内镜像。在回肠末端见有淡黄色的亚蒂性SMT样隆起。
b 隆起顶部附近的靛胭脂染色像。未见合并溃疡。
c 在活检钳的压迫下见有软垫征（cushion sign）。
d 活检标本的HE染色微距像。从黏膜固有层到黏膜下层见有脂肪细胞的增生。

小平坦型管状腺瘤 3 例，以及在胃肠道间质瘤（gastrointestinal stromal tumor，GIST）的附近有呈带蒂小息肉状的腺瘤等，这些是没有报道的，认为实际发生的比例会更高。在日本报道的病例中，除有高度异型腺瘤的报道外，也有腺瘤内癌的报道。有报道提示，在小肠腺瘤有腺瘤 - 癌序列（adenoma-carcinoma sequence）。另一方面，在小肠腺瘤多发的 FAP 中，合并小肠癌的概率较低；在小肠癌病例中，伴有小肠腺瘤的比例虽然因地区而异，但一般为 9% ~ 30%。在对小肠癌的基因表达谱分析中，因为包括结肠腺瘤性息肉病基因（adenomatous polyposis coli，APC）突变（27%）在内的与腺瘤 - 癌序列相关的基因突变较少，因此有人指出，小肠腺瘤癌变的风险可能不高。由于是上皮性肿瘤，

与周围正常黏膜之间具有清晰的边界这一点是与许多小肠病变之间的鉴别要点，但在呈隆起型的大型病变中，则与癌或错构瘤性病变之间的鉴别成为问题。在小肠内镜诊疗指南中，局限于黏膜内的肿瘤是内镜切除的适应证，但有必要在考虑病变的异型程度和并发症风险的基础上，根据病变的大小、内镜操作的难易度等情况选择最合适的切除方法。

脂肪瘤

据报道，小肠脂肪瘤占小肠良性肿瘤的 17.3%，占包括淋巴瘤在内的非上皮性肿瘤的 9.5%，几乎无癌变的报道；好发年龄为 50 ~ 60，好发部位为回肠，多为单发；是由脂肪细胞和含有少量血管的结缔组织构成的良性肿

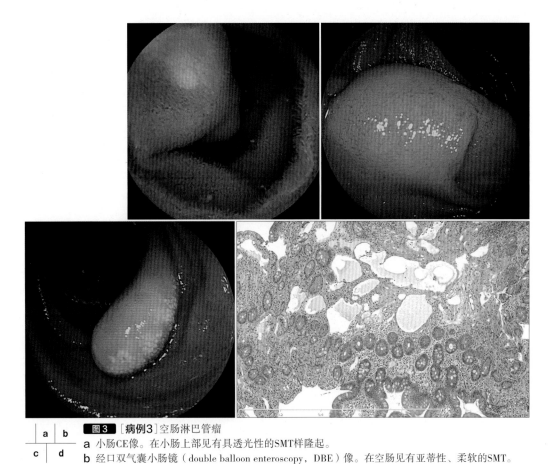

a	b
c	d

图3 [病例3]空肠淋巴管瘤

a 小肠CE像。在小肠上部见有具透光性的SMT样隆起。

b 经口双气囊小肠镜（double balloon enteroscopy，DBE）像。在空肠见有亚蒂性、柔软的SMT。

c 在同一病变的顶部附近，在顶部见有白斑，白斑周围发生白浊。

d 活检标本的HE染色低倍放大像。从黏膜固有层到黏膜下层，见有淋巴液潴留，扩张的淋巴管集聚成簇。

瘤；在黏膜下发育，多在腔内发育。因此，与其他的消化道脂肪瘤一样，多呈同色到淡黄色、柔软的亚蒂性～带蒂性黏膜下肿瘤（submucosal tumor，SMT）样表现[**病例2，图2**]。有时合并溃疡，以出血为就诊原因。另外，作为发生于小肠脂肪瘤的特征是容易成为肠套叠的原因，有报道称当长径超过25 mm时，并发肠梗阻的比例高。一般认为，根据形态和颜色诊断比较容易，而软垫征（cushion sign）是其特征。在CT中，病变内部的CT值反映脂肪，呈负的低密度（low density）；在腹部超声/超声内镜检查（endoscopic ultrasonography，EUS）中由于可作为黏膜下的高回声区被扫查出来，因此这些检查也对诊断有用。一般认为对无症状病例以随访观察为宜，但对于并发出血病例、并发肠梗阻病例和大的病变病例可考虑内镜切除或外科切除。

淋巴管瘤

据报道，小肠淋巴管瘤占小肠良性肿瘤的1.4%。淋巴管瘤在组织病理学上被分为单纯性、囊肿状、海绵状，而小肠淋巴管瘤有85%为海绵状，其余为囊肿状。在柔软的SMT，仅通过X线造影表现很难与脂肪瘤相鉴别。在内镜表现中，呈有透光性的SMT，与十二指肠的淋巴管瘤一样，在表面多伴有白点（点状的白化）[**病例3，图3**]。与呈局限性SMT样表现的淋巴管扩张症之间的鉴别很难。如果病变变大，

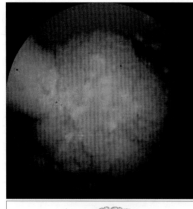
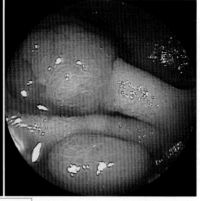

a	b
c	

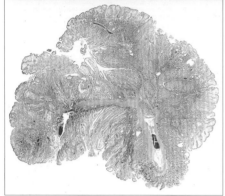

图4 [病例4] P-J息肉

a CE像。在小肠上部见有伴出血的隆起性病变。

b 经口单气囊内镜（single-balloon endoscopy, SBE）像。在空肠见有轻度发红的带蒂息肉。

c 息肉切除标本的HE染色低倍放大像。可以观察到伴有分支的黏膜肌层和缺乏异型性的腺管的增生。

在管腔内有时伴有出血；在未见白点的病例中，与血管瘤之间的鉴别成为问题。大多可以通过活检得到组织病理学上的明确诊断；小的病变以随访观察为宜。5 cm 以上的大病变，有时也出现肠套叠和出血等症状，可考虑外科切除或内镜切除。

Peutz-Jeghers息肉/综合征

Peutz-Jeghers（P-J）息肉是由树枝状伸长的平滑肌束和包绕其的增生性非肿瘤性黏膜构成的错构瘤性息肉。P-J 综合征是以抑癌基因 *STK11/LKB1* 为原基因的常染色体显性遗传性疾病，在除食管以外的整个消化道 P-J 息肉多发。除息肉病外，以口唇、口腔、指趾的色素沉着为特征，但也有上述全部症状不齐全的不完全型。有家族史的病例约占半数，其余半数为单发病例。

P-J 息肉的形态随着病变体积的增大，呈分叶状、有蒂性，颜色也与周围黏膜呈相同~

发红 [**病例4，图4**]。在这种息肉的活检中，大多不能观察到其特征性的组织结构，由于难以明确诊断，因此必须通过息肉切除来观察整体情况。在 P-J 综合征的消化道息肉病病例中，由于小肠病变最多，而且体积也大，所以尤其容易在年轻人中出现合并肠套叠的情况。另外，如果超过 15 mm，则有合并腺瘤和癌的可能性，即所谓的错构瘤－腺瘤－癌序列（hamartoma-adenoma-carcinoma sequence）。在发现大息肉的情况下，应时时考虑到有合并癌的可能性，或进行活检，或在内镜切除时收集标本，以获得组织病理学诊断。

Cronkhite-Canada综合征

Cronkhite-Canada综合征（Cronkhite-Canada syndrome, CCS）是一种在消化道息肉伴有脱发、指甲萎缩、皮肤色素沉着等特征性皮肤症状的非遗传性疾病。CCS 与其他消化道息肉一样，呈同一组织型的息肉在整个消化道多发。在组

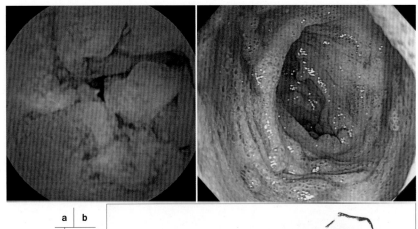

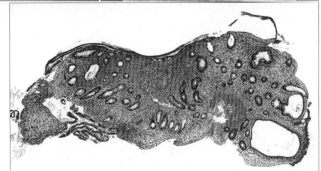

a | b
c

图5 [病例5] Cronkhite-Canada综合征
a 回肠末端的常规内镜像。以水肿样发红的黏膜为背景,可见发红的息肉。
b 靛胭脂染色像。息肉的形态多种多样,背景黏膜的绒毛结构变得模糊。
c 回肠息肉活检标本的HE染色微距像。见有水肿样扩大的间质和扩张的腺管,类似于幼年性息肉的形态。

织病理学上,CCS的息肉是以囊肿状扩张的腺管为特征的错构瘤性息肉,伴有黏膜固有层明显的水肿、炎性细胞浸润等炎症表现。与其他错构瘤性息肉病(幼年性息肉病、P-J综合征、PTEN错构瘤综合征)不同,在息肉间的间质黏膜上也见有程度虽然稍轻但同样特征的组织病理学表现。

息肉好发于胃和大肠,在约50%的病例中可见有小肠病变,但与胃和大肠相比仅为轻微的表现。作为小肠病变,以肿大的皱襞和绒毛的平坦化为背景,可以观察到草莓状或鲑鱼卵样息肉[**病例5,图5**]。息肉间的背景黏膜也呈反映间质水肿的表现对诊断是有用的。与胃和大肠不同,未见合并腺瘤和癌的报道。

幼年性息肉

幼年性息肉是错构瘤性息肉,在小肠的发生极为罕见。幼年性息肉的组织病理学表现为部分表现与Cronkhite-Canada综合征类似,但是幼年性息肉的水肿在隐窝底部和黏膜肌层间观察不到,这一点是不同的。幼年性息肉综合征是在整个消化道幼年性息肉多发的常染色体显性遗传性疾病,在60%左右病例见有SMAD4基因或BMPR1A基因的突变。另外,幼年性息肉还被分为全消化道型、大肠局限型、胃局限型。全消化道型在小肠也见有病变,虽然概率较低,但也有合并小肠癌的风险。虽然在10岁左右的儿童时期容易发生,但在成人期,因息肉脱落而引起出血或以肠套叠为就诊原因进行检查时多被发现。

血管性病变

血管性病变一般被分为具有静脉/毛细血管特征的血管扩张(angioectasia)、具有动脉特征的Dieulafoy病变(Dieulafoy's lesion)、具有动脉和静脉特征的动静脉畸形(arteriovenous malformation,AVM)。其中Dieulafoy病变和AVM有时呈SMT样隆起的形态,在顶部有溃疡或血块,有时伴有局部发红[**病例6,图6**]。SMT样病变的成因是血管在黏膜下层内呈瘤状

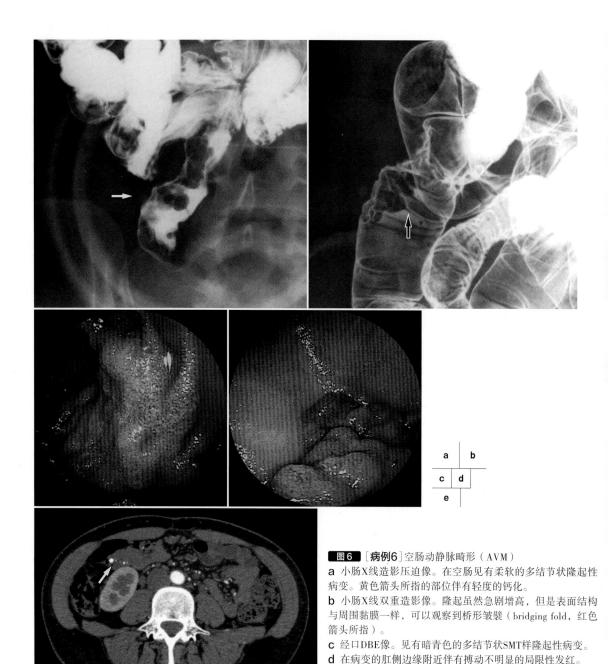

图6 [病例6]空肠动静脉畸形（AVM）
a 小肠X线造影压迫像。在空肠见有柔软的多结节状隆起性病变。黄色箭头所指的部位伴有轻度的钙化。
b 小肠X线双重造影像。隆起虽然急剧增高，但是表面结构与周围黏膜一样，可以观察到桥形皱襞（bridging fold，红色箭头所指）。
c 经口DBE像。见有暗青色的多结节状SMT样隆起性病变。
d 在病变的肛侧边缘附近伴有搏动不明显的局限性发红。
e 腹部CT造影像。在病变边缘见有钙化（黄色箭头所指）。

扩张。这两种病变均以显性出血为就诊原因，但在内镜下，病变伴有搏动的比例不一，既有见有搏动的报道，也有未见搏动的报道，需要注意这一点。消化道 AVM 的发生率按从高到低的顺序依次为右半结肠（37%）、空肠（24%）、回肠（19%），85%为单发。诊断时禁忌用活检，应考虑通过CT造影和血管造影进行评估。另外，有时可通过 X 线造影检查或 CT 确认病变内的钙化血栓，有可能对血管性病变的诊断有用。对于呈 SMT 样隆起的两种病变的治疗需要采用介入性放射学（interventional radiology，IVR）技术或外科切除。Dieulafoy 病变和 AVM 的鉴

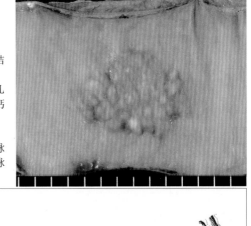

图6 （续）
f 切除标本（小肠部分切除术）的肉眼观察像。见有暗蓝色的多结节状隆起。
g HE染色微距像。从肠管的黏膜下层到浆膜，扩张的动脉和静脉几乎存在于整个肠壁。扩张的动脉壁变得肥厚，有的在其内部含有钙化的血栓。
h 动静脉吻合部的HE染色像（**g**的绿框部放大像）。
i 动静脉吻合部的EVG（Elastics-van Gieson）染色像。肥厚的动脉壁与静脉壁连续，动脉、静脉均扩张。通过EVG染色可以确认动脉壁和静脉壁弹性层的连续性。

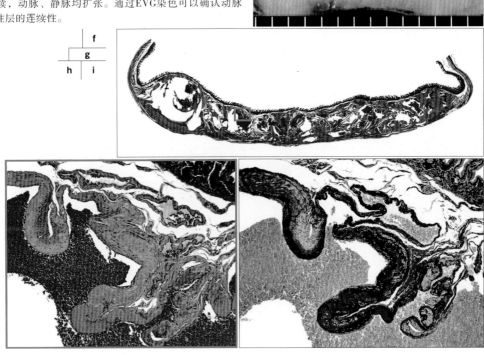

别诊断方面，虽然在组织病理学上需要制作连续切片很不容易，但如果能确定动静脉吻合就可以诊断为 AVM。

化脓性肉芽肿

化脓性肉芽肿（pyogenic granuloma）是一种良性的毛细血管增殖性疾病。从组织病理学上看，在病变表层伴有炎性细胞浸润的毛细血管增生和明显扩张，在基底部见有小叶状毛细血管的增殖。由于血管瘤的肉芽样病变是作为继发性炎症的反应性变化而发生的，所以也被称为肉芽组织型血管瘤。作为化脓性肉芽肿的肉眼表现，伴有白苔的发红的亚蒂性~带蒂性隆起为其特征，在小肠也是同样的［**病例7，图7**］。据报道，隆起表面的白苔是作为伴有炎性细胞浸润的肉芽组织过度增殖的结果而产生的炎性渗出物，由纤维蛋白和细菌的块状物质构成，是由出血所引起的凝血中血细胞成分脱落而成的。虽然文献报道化脓性肉芽肿在消化道多见于食管和大肠，但随着小肠镜的普及，近年来发生于小肠的病例报道在不断增加。绝大部分病例以显性出血和贫血为就诊原因。近年来，对过半数的病例施行了内镜切除术，但也见有与本病形态酷似的 AVM 的病例报道，在怀疑为本病并考虑内镜切除时，首先需要确认"不伴有搏动"。在见有原因不明的显性小肠

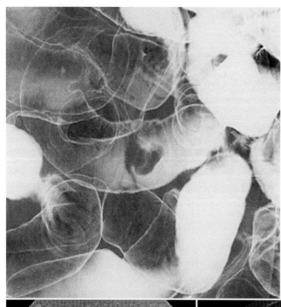

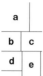

图7 [病例7] 回肠化脓性肉芽肿（pyogenic granuloma）

a 小肠X线造影像（插管法）。在回肠见有透亮征。

b CE像。在小肠下部见有顶部发红、附着白苔的亚蒂性隆起。

c 经肛门的DBE像。在回肠见有顶部发红、附着白苔的亚蒂性SMT样隆起。

d 靛胭脂染色像。在隆起的顶部见有疑是扩张血管的明显发红。

e EMR标本的微距像。表层伴有炎性细胞浸润的毛细血管的增生和扩张明显；在基底部见有小叶状毛细血管的增殖。

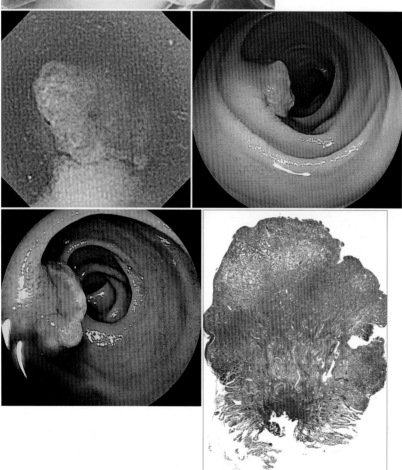

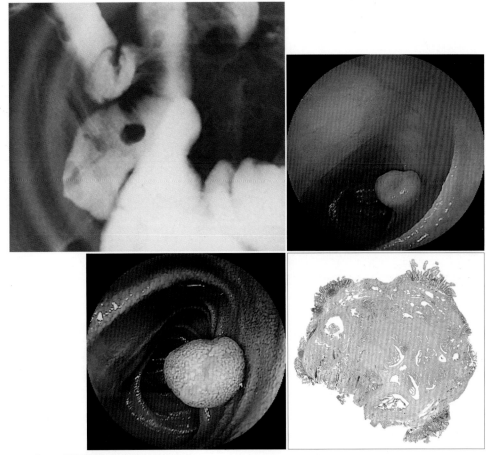

a	b
c	d

图8 ［病例8］异位胰腺

a 经口小肠X线造影压迫像。在小肠中部见有亚蒂性隆起性病变。

b 经肛门的DBE像。在病变顶部见有伴浅凹陷的亚蒂性SMT。

c 靛胭脂染色像。在顶部凹陷以外的部位，在表面见有正常的绒毛结构。

d 切除标本的组织病理像。肿瘤的大部分被正常黏膜所覆盖，在其内部增生的平滑肌纤维中可见胰的腺管样结构。

〔b,c转载自"江頭一成. 異所膵. 松井敏幸, 他（编）. 小腸内視鏡所見から診断へのアプローチ. 医学書院, pp 72-73, 2011"〕

出血的情况下，也要考虑本病。

异位胰腺

异位胰腺被定义为：离开胰脏存在，在解剖学上也缺乏与胰脏支配血管连续性的胰组织。多数病例的临床经过为无症状，但有时发生于回肠的异位胰腺可引起肠套叠和出血。异位胰腺在形态上呈表面平滑、稍硬的半球状SMT表现；有时在顶部伴有浅凹陷［**病例8**，**图8**］。

炎性纤维性息肉

炎性纤维性息肉（inflammatory fibroid polyp，IFP）是由纤维性结缔组织增生、炎性细胞浸润、小血管增生构成的良性肿瘤性病变。过去一直被认为是反应性病变，但近年来发现了血小板源性生长因子基因（platelet-derived growth factor receptor，*PDGFR*）突变，因此指出可能是肿瘤性病变。小肠IFP的*PDGFR*突变部位为外显子12优势，与胃（外显子18优势）

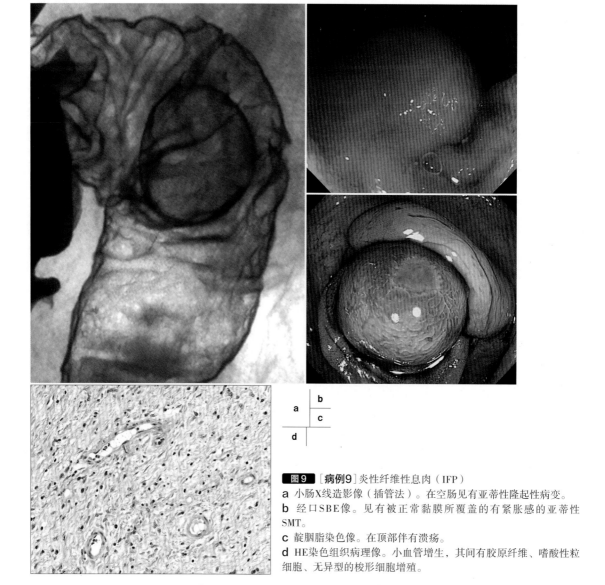

图9 ［病例9］炎性纤维性息肉（IFP）

a 小肠X线造影像（插管法）。在空肠见有亚蒂性隆起性病变。
b 经口SBE像。见有被正常黏膜所覆盖的有紧胀感的亚蒂性SMT。
c 靛胭脂染色像。在顶部伴有溃疡。
d HE染色组织病理像。小血管增生，其间有胶原纤维、嗜酸性粒细胞、无异型的梭形细胞增殖。

不同。IFP的发生部位按从高到低的顺序依次为胃、小肠、大肠，小肠IFP约70%发生于距回盲瓣150 cm以内的回肠。小肠IFP在形态上呈顶部伴有糜烂、溃疡的无蒂或亚蒂性SMT表现［病例9，图9］。顶部的黏膜缺损明显，表现为阴茎龟头样。包括起始部在内的病变整体有紧满感，比较硬，软垫征（cushion sign）阴性。除高概率合并肠套叠外，大多与其他SMT难以鉴别，所以多施行切除术。

Meckel憩室内翻

　　在总人口的2%～3%存在有Meckel憩室，在消化道畸形中比例最高。在成人中，位于回盲瓣口腔侧60～100 cm的回肠肠系膜附着对侧的Meckel憩室内翻是Meckel憩室内翻到正常肠腔的病态，以肠套叠或出血为就诊原因。在形态上，呈SMT样隆起，在顶部多伴有溃疡［病例10，图10］。虽然本病与脂肪瘤等的鉴别是一个难题，但是在病变的起始部可以观察到

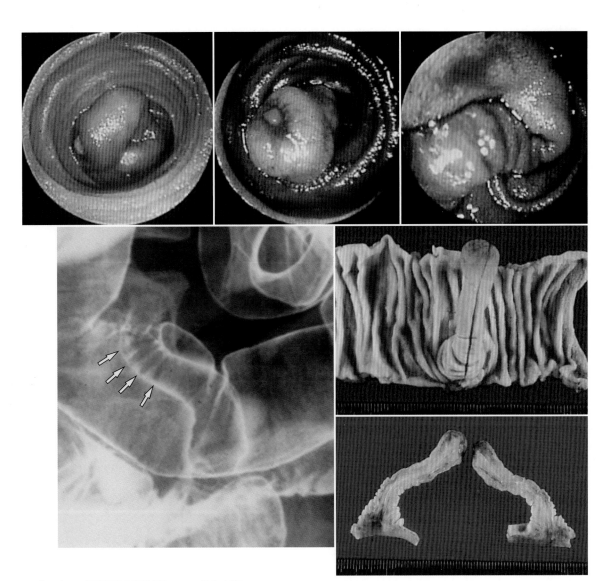

图10 ［**病例10**］Meckel憩室内翻

a 常规内镜像。在回肠见有长长的带蒂性SMT样隆起。

b a的靛胭脂染色像。在病变的顶部见有溃疡。

c 同内镜像。在病变的基部见有Kerckring皱襞样的环状皱襞。

d X线造影像。扫查出了长长的带蒂性息肉样的病变。在病变的起始部见有Kerckring皱襞样的环状皱襞（黄色箭头所指）。

e 切除标本的肉眼观察像。

f e的剖面像。在病变的起始部见有Kerckring皱襞样的环状褶襞。见有浆膜的卷入。

〔a~c,e,f转载自"饭塚佳彦，他. Meckel憩室内翻症の1例. 胃と腸 34：1078-1081, 1999"〕

的 Kerckring 褶襞样的环状皱襞的存在是本病极具特征性的表现，在 X 线造影像和内镜像中确认该表现在鉴别诊断上是很重要的（**图10c、d**）。本病的治疗采用外科切除手术。

结束语

本文就小肠的良性肿瘤及肿瘤样病变，列举出具有代表性的疾病，分别阐述了各疾病的形态特征。今后也期待积累经组织病理学诊断确定的小肠病变病例，在此基础上进行进一步的研究。

参考文献

[1] Mitsui K, Tanaka S, Yamamoto H, et al. Role of double-balloon endoscopy in the diagnosis of small-bowel tumors：the first Japanese multicenter study. Gastrointest Endosc 70：498-504, 2009.

[2] 大腸癌研究会（編）. 遺伝性大腸癌診療ガイドライン. 金原出版, 2020.

[3] 前平博充, 川崎誠康, 奥村哲, 他. 経鼻イレウス管による腸重積整復後に腹腔鏡補助下に切除した小腸癌の1例. 日消外会誌 50：311-316, 2017.

[4] Sellner F. Investigations on the significance of the adenoma-carcinoma sequence in the small bowel. Cancer 66：702-715, 1990.

[5] Chang HK, Yu E, Kim J, et al. Adenocarcinoma of the small intestine：a multi-institutional study of 197 surgically resected cases. Hum Pathol 41：1087-1096, 2010.

[6] Schrock AB, Devoe CE, McWilliams R, et al. Genomic profiling of small bowel adenocarcinoma. JAMA Oncol 3：1546-1553, 2017.

[7] 山本博徳, 緒方晴彦, 松本主之, 他. 小腸内視鏡診療ガイドライン. Gastroenterol Endosc 57：2685-2720, 2015.

[8] 八尾恒良, 八尾建史, 真武弘明, 他. 小腸腫瘍―最近5年間（1995～1999）の本邦報告例の集計. 胃と腸 36：871-881, 2001.

[9] 岡志郎, 田中信治, 壷井章克, 他. 出血を来す小腸腫瘍性病変の診断と治療―血管性病変を含む非上皮性腫瘍. 胃と腸 53：858-867, 2018.

[10] 村岡実, 小林弘忠, 佐藤治夫, 他. 小腸脂肪腫による腸重積症の1例. 日消外会誌 22：2118-2121, 1989.

[11] 勝木伸一, 千葉大樹, 大沼啓之, 他. 小腸腫瘍性疾患―リンパ管腫, 血管性腫瘍. 胃と腸 43：559-563, 2008.

[12] 八尾隆史, 大城由美, 和田了. 小腸疾患の分類と病理診断. 胃と腸 54：440-449, 2019.

[13] Ohmiya N, Nakamura M, Takenaka H, et al. Management of small-bowel polyps in Peutz-Jeghers syndrome by using enteroclysis, double-balloon enteroscopy, and videocapsule endoscopy. Gastrointest Endosc 72：1209-1216, 2010.

[14] 平田敬, 蔵原晃一, 八板弘樹, 他. Cronkhite-Canada症候群. 胃と腸 52：806-811, 2017.

[15] 川崎啓祐, 鳥谷洋右, 永塚真, 他. 若年性ポリポーシス. 臨消内科 34：628-632, 2019.

[16] 府川恭子, 二村聡, 松坂浩史, 他. 粘膜下腫瘍様の形態を呈した空腸Dieulafoy's lesionの1例. 胃と腸 50：1745-1751, 2015.

[17] 蔵原晃一, 吉田雄一朗, 和智博信, 他. 小腸粘膜下腫瘍―粘膜下腫瘍様隆起の形態を呈する腫瘍性・腫瘍様病変. 胃と腸 54：473-484, 2019.

[18] 武田輝之, 平井郁仁, 松嶋祐, 他. 特異な形態を呈した空腸動静脈奇形の1例. 胃と腸 53：883-886, 2018.

[19] 小林清典, 五十嵐正広, 勝又伴栄, 他. 腸管動静脈奇形―自験12例と本邦報告例の解析. 胃と腸 35：753-761, 2000.

[20] 澤野美由紀, 蔵原晃一, 八板弘樹, 他. 当センターにおける消化管pyogenic granulomaの臨床病理学的検討. 消化管の臨 20：99-105, 2014.

[21] Kawasaki K, Kurahara K, Matsumoto T. Pyogenic granuloma of the ileum depicted by small-bowel radiography, capsule endoscopy and double balloon endoscopy. Dig Liver Dis 47：436, 2015.

[22] 江頭一成. 異所膵. 松井敏幸, 松本主之, 青柳邦彦（編）. 小腸内視鏡所見から診断へのアプローチ. 医学書院, pp 72-73, 2011.

[23] Huss S, Wardelmann E, Goltz D, et al. Activating PDGFRA mutations in inflammatory fibroid polyps occur in exons 12, 14 and 18 and are associated with tumor localization. Histopathology 61：59-68, 2012.

[24] 飯塚佳彦, 渕上忠彦, 堺勇二, 他. Meckel憩室内翻症の1例. 胃と腸 34：1078-1081, 1999.

Summary

Clinical and Endoscopic Features of Benign Tumors and Tumorous Lesions of the Small Intestine

Koji Ikegami[1], Koichi Kurahara, Yumi Oshiro[2], Keisuke Kawasaki[1, 3], Masaki Murata[1], Fumihiko Suenaga, Ryosuke Kiyomori, Shohei Uraoka, Shinichiro Kawatoko[4], Minako Fujiwara[4, 5], Yasuharu Okamoto[6], Takahide Tanaka[3], Takehiro Torisu, Hideki Ishibashi[7], Motohiro Esaki[8], Kazuhito Minami[9]

On the basis of our cases and reviews of previous reports, this study aimed to investigate the morphological features and differential diagnosis of the following tumors and tumorous lesions in the small intestine：adenoma, lipoma, lymphangioma, Peutz-Jeghers-type polyp, Cronkhite-Canada syndrome, juvenile polyp, arteriovenous malformation or Dieulafoy's lesion, pyogenic granuloma, inflammatory fibroid polyp, and inversion of Meckel's diverticulum. Confirming the surface characteristics and color tone of the top and stem of a tumorous lesion, as well as the presence or absence of growth outside the gastrointestinal tract and other associated findings like calcification, is important for differential diagnosis.

[1] Division of Gastroenterology, Matsuyama Red-cross Hospital, Matsuyama, Japan.

[2] Department of Pathology, Matsuyama Red-cross Hospital, Matsuyama, Japan.

[3] Departments of Medicine and Clinical Science, Graduate School of Medical Sciences, Kyushu University, Fukuoka, Japan.

[4] Department of Anatomic Pathology, Graduate School of Medical Sciences, Kyushu University, Fukuoka, Japan.

[5] Department of Pathology, National Hospital Organization Kyushu Medical Center, Fukuoka, Japan.

[6] Department of Gastroenterology, Kyushu Central Hospital, Fukuoka, Japan.

[7] Department of Gastroenterology and Medicine, Faculty of Medicine, Fukuoka University, Fukuoka, Japan.

[8] Division of Gastroenterology, Department of Internal Medicine, Faculty of Medicine, Saga University, Saga, Japan.

[9] Department of Surgery, Matsuyama Red-cross Hospital, Matsuyama, Japan.

神经内分泌肿瘤（类癌）

Neuroendocrine Tumor（NET）

森山 智彦 [1, 2]　　川床 慎一郎 [3]　　鸟巢 刚弘 [2]

[1] 九州大学病院国際医療部
〒812-8582 福岡市東区馬出 3 丁目 1-1
E-mail：morimori@intmed2.med.kyushu-u.ac.jp
[2] 九州大学大学院医学研究院病態機能内科学
[3] 同　形態機能病理学

关键词　神经内分泌肿瘤（NET）　类癌　小肠

疾病的概念

小肠的神经内分泌肿瘤（neuroendocrine tumor，NET）是一种被称为类癌的肿瘤，在整个消化道的 NET 中，小肠 NET 所占的比例很低，只有 4% 左右。据报道，发生于回肠者多于空肠，在 30% 的小肠 NET 患者中病变多发。虽然根据核分裂相和细胞增殖能力可分为 Grade 1（NET G1）和 Grade 2（NET G2），但其中大部分为细胞增殖能力较低的 NET G1。

形态特征（图1~图5）

小肠 NET 呈被正常黏膜所覆盖的广基性或亚蒂性黏膜下肿瘤（submucosal tumor，SMT）样隆起形态，大的病变多在顶部有凹陷或溃疡。颜色为黄白色，但由于蠕动的影响，也见有表面发红和产生糜烂的病变。肿瘤较硬，当深部浸润时就会产生肠管的扭曲变形、狭窄，有时还伴有口侧肠管的扩张。在超声内镜检查（endoscopic ultrasonography，EUS）中，扫查出以第 2 层 ~ 第 3 层为主体的边界清晰、内部均一的低回声性肿瘤。

a | b

图1 回肠单发病例
a 常规内镜像。在回肠末端见有被正常黏膜所覆盖的隆起。
b 超声内镜检查（EUS）像。同一病变在EUS中作为以第2层~第3层为主体的边界清晰、内部均一的低回声性肿瘤被扫查出来。

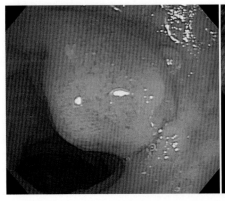
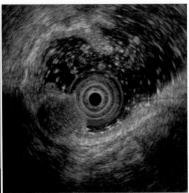

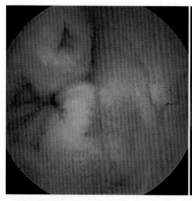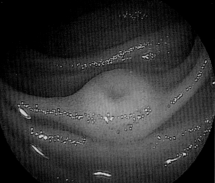

a | b

图2 内镜像（空肠单发病例）

a 胶囊小肠内镜像。在空肠见有伴凹陷的SMT样隆起。

b 气囊小肠内镜像。同一隆起呈黄白色，被正常黏膜所覆盖，在顶部有浅凹陷。

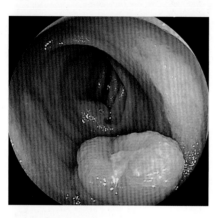

图3 内镜像（多发病例）。被发红黏膜所覆盖的SMT样隆起多发，前方（肛侧）的病变在顶部有溃疡

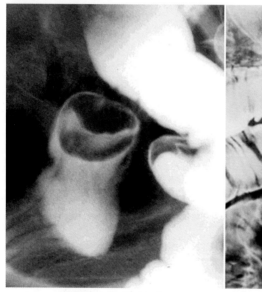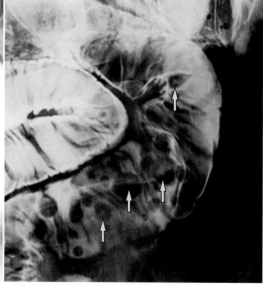

a | b　**图4** 小肠X线造影像（a和b是不同的病例）

a 压迫像。在空肠见有边界清晰的隆起，表面伴有钡斑。

b 双重造影像。广基性或亚蒂性、大小不同的SMT样隆起多发。一部分隆起在顶部有浅凹陷（黄色箭头所指）。

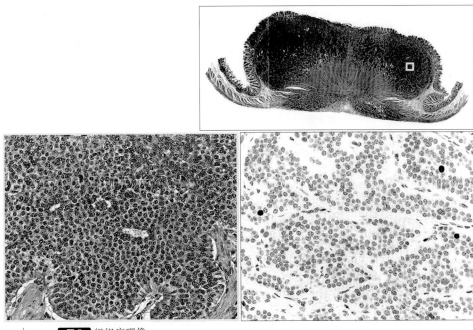

	a	
b		c

图5 组织病理像

a HE染色微距像。肿瘤细胞呈片状或蜂窝状增殖，浸润于黏膜表层~浆膜下层。
b a的黄框部高倍放大像。核小体明显、染色质浓聚的小型肿瘤细胞增殖，但核分裂相不明显。
c Ki –67免疫组织化学染色像。标记指数（labeling index）小于1%，诊断为NET G1。

参考文献

[1] Soga J. Carcinoid tumors：a statistical analysis of a Japanese series of 3126 reported and 1180 autopsy cases. Acta Med Biol 42:87-102, 1994.

[2] WHO Classification of Tumours Editrial Board（ed）. WHO Classification of Tumours：Digestive System Tumours, 5th ed, vol.1. IARC press, Lyon, pp188-192, 2019.

[3] 森山智彦, 江﨑幹宏, 綾部俊一郎, 他. 十二指腸・小腸内分泌細胞腫瘍（カルチノイド）の臨床病理学的特徴. 胃と腸 48: 993-1003, 2013.

[4] 村野実之, 森田英次郎, 楢林賢, 他. 小腸粘膜下腫瘍の内視鏡診断とEUS診断. 消内視鏡 21:1726-1732, 2009.

转移性小肠肿瘤（肺癌）

Metastatic Cancer of Small Intestine（Lung Cancer）

前川 聪[1]   上堂 文也   北村 昌纪[2]

[1] 大阪国際がんセンター消化管内科
〒 541-8567 大阪市中央区大手前 3 丁目 1-69
E-mail：maekawa-ak@mc.pref.osaka.jp
[2] 同　病理·細胞診断科

关键词　**转移性小肠肿瘤　肺癌　脉管转移　腹腔种植　肠腔内转移**

疾病的概念

转移性小肠肿瘤即使在小肠恶性肿瘤中也属发生率较低。Mitsui 等报道，在日本研究了通过双气囊内镜检查诊断的 144 例小肠肿瘤，转移性小肠肿瘤占 9.0%。渡边等报道，研究了 102 例转移性小肠肿瘤的原发部位，肺癌占 58%，比例最高。

形态特征（**图1~图2**）

转移性小肠肿瘤的内镜表现有溃疡型、隆起型、黏膜下肿瘤（submucosal tumor，SMT）样等，表现多种多样。作为向小肠的转移途径，已知有脉管转移、腹腔种植、肠腔内转移，癌细胞通过从肠系膜、浆膜、黏膜下向黏膜侧浸润，呈 SMT 样形态为其特征。并且常常遇到转

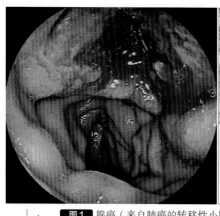 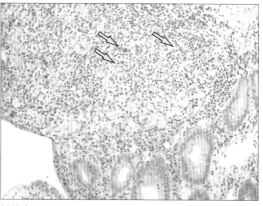

a │ b

图1 腺癌（来自肺癌的转移性小肠肿瘤）
a 常规内镜像。在空肠中部见有半周性的溃疡性病变。溃疡底部与边缘部之间的边界清晰，边缘的黏膜面缺乏肿瘤性变化。
b 活检组织病理像。在小肠黏膜内有大型的异型细胞增殖（黄色箭头所指）。

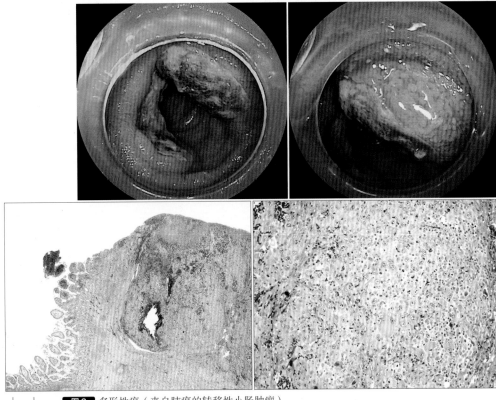

<table>
<tr><td>a</td><td>b</td></tr>
<tr><td>c</td><td>d</td></tr>
</table>

图2 多形性癌（来自肺癌的转移性小肠肿瘤）

a，b 常规内镜像。
a 在距回盲瓣50 cm的回肠发现3/4周性的肿瘤性病变。隆起和溃疡混杂存在。
b 隆起部的边缘被正常黏膜所覆盖，呈SMT样抬高。
c，d 组织病理像（小肠部分切除）。
c 以小肠壁内为中心肿瘤细胞增殖，从深部向表层推挤上皮。
d 肿瘤部放大像。呈不规则核形的大型异型细胞充实性地增殖。

移灶多发的情况。自肺癌转移的小肠肿瘤的内镜像、组织病理像如**图1**和**图2**所示。

参考文献

[1] Mitsui K, Tanaka S, Yamamoto H, et al. Role of double-balloon endoscopy in the diagnosis of small-bowel tumors：the first Japanese multicenter study. Gastrointest Endosc 70：498-504, 2009.

[2] 渡辺憲治, 森本謙一, 谷川徹也, 他. 小腸腫瘍性疾患―転移性腫瘍. 胃と腸 43:570-574, 2008.

[3] 原岡誠司, 岩下明德, 中山吉福. 病理から見た消化管転移性腫瘍. 胃と腸 38:1755-1771, 2003.

转移性小肠肿瘤（肺癌以外）

Metastatic Cancer of the Small-bowel（Excepting Lung Cancer）

壺井 章克[1]　　　冈 志郎　　　田中 信治[2]

[1] 広島大学病院消化器・代謝内科
〒734-8551 広島市南区霞 1 丁目 2-3
E-mail : atsuboi@hiroshima-u.ac.jp
[2] 同　内視鏡診療科

关键词　转移性小肠肿瘤　隆起性病变　溃疡

疾病的概念

小肠肿瘤的发生率占所有消化道癌的 0.1% ~ 0.3%，非常罕见。据报道，在日本的多家临床研究机构实施的一项小肠肿瘤的研究中，转移性小肠肿瘤的比例为 9.0%。据报道，转移性小肠肿瘤可以从各种脏器转移到小肠，但其绝大部分是来自腹腔各脏器的转移。

形态特征（图1~图4）

转移性小肠肿瘤呈溃疡性病变、隆起性病变、黏膜下肿瘤（submucosal tumor，SMT）样病变等各种各样的形态，多发的情况也较多。在转移性小肠肿瘤中，由于癌细胞从肠系膜和浆膜侧向黏膜浸润，因此即使形成肿瘤也多呈SMT样形态，其特征是呈SMT样形态的溃疡或部分呈SMT样形态的溃疡。

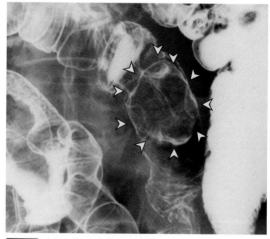

图1　小肠X线造影像。70多岁，男性。有左肾细胞癌切除既往史。主诉黑便、贫血而就诊。在小肠X线造影检查中，在小肠下部见有40 mm大的亚蒂性隆起性病变（黄色箭头所指）

参考文献
[1] Mitsui K, Tanaka S, Yamamoto H, et al. Role of double-balloon endoscopy in the diagnosis of small-bowel tumors：the first Japanese multicenter study. Gastrointest Endosc 70:498-504, 2009.
[2] 田中信治. 消化管への転移性腫瘍. 胃と腸 38:1753-1574, 2003.
[3] 冈志郎, 田中信治, 飯尾澄夫, 他. 小腸の腫瘍性・腫瘍様疾患—原発性小腸癌と転移性小腸腫瘍. 胃と腸 54:451-460, 2019.

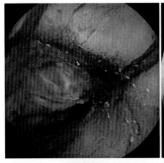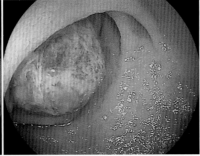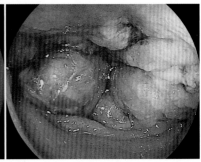

a | b | c **图2** 内镜像

a 胶囊内镜像。见有发红的隆起性病变。

b 双气囊内镜像。见有不规则的隆起性病变。

c 双气囊内镜像。在近距像中见有占据管腔的分叶上的隆起性病变。

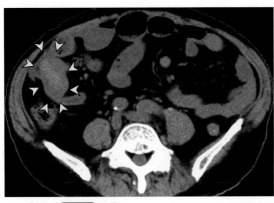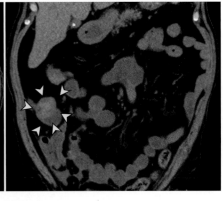

a | b **图3** CT像

a 轴位断层像。在下部小肠内见有高吸收区（黄色箭头所指）。

b 冠状断层像。在下部小肠内见有高吸收区（黄色箭头所指）。

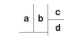

a | b | c / d

图4 组织病理像

a 切除标本。

b 切割标本图。

c 剖面的近距像。

d c的黄框部中倍放大像。见有大型、不规则形细胞核和透明细胞质的肿瘤组织，诊断为肾癌小肠转移。

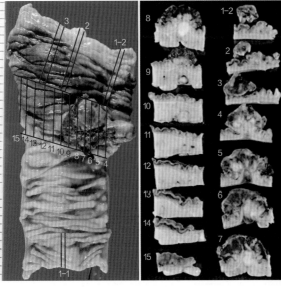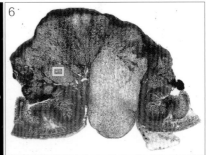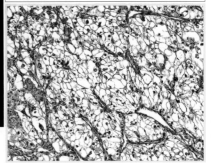

胃肠道间质瘤（GIST）

Gastrointestinal Stromal Tumor

小木曽 圣[1]　　富冈 秀夫　　清水 诚治 ｜ [1] 大阪鉄道病院消化器内科　〒545-0053 大阪市阿倍野区松崎町 1 丁目 2-22

关键词 胃肠道间质瘤（GIST）　小肠

疾病的概念

胃肠道间质瘤（gastrointestinal stromal tumor，GIST）是在消化道中发生率最高的间叶源性肿瘤，被认为是起源于 Cajal 间质细胞。小肠的 GIST，绝大部分为 KIT 免疫染色阳性，显示 *c-kit* 基因突变，但在约半数病例中 CD34 呈阴性或部分阳性。通常是在肿瘤长大，引起出血和腹痛之后才被诊断，但也有很多是偶然被发现的。

形态特征 [病例1，图1]

GIST 一般以固有肌层为中心而发生，但根据其发育形式可被分为 4 型：①腔内型（intra-luminal）；②腔外型（extra-luminal）；③壁内型（intra-mural）；④混合型（dumb-bell）。

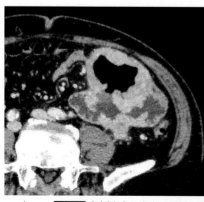 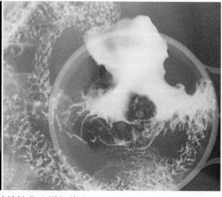

a | b

图1 [病例1] 60多岁，男性。缺铁性贫血详细检查
a 腹部CT造影像。可以观察到从空肠上部突出到壁外的长径约8 cm的肿瘤，在其内部可见巨大的空洞与肠管内腔相连。对肿瘤有明显的造影效果。
b 小肠X线造影像。从距Treitz韧带约15 cm的肛侧的空肠向壁外，有长径约5 cm的轮廓不规则的龛造影。在肿瘤边缘部见有粗大的结节和Kerckring皱襞的肿大，但造影剂的通过良好。

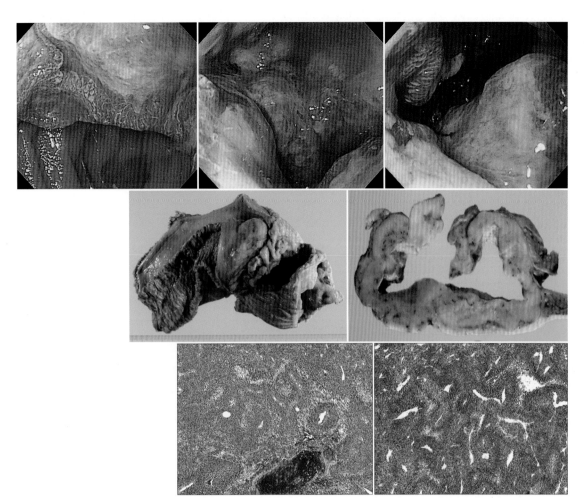

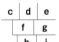

图1 （续）

c~e 小肠内镜像。

c 肿瘤的口侧。见有轮廓不规则的溃疡，其内部略膨隆。在低矮的环堤部分未见上皮性肿瘤的表现。

d 肿瘤的中央部。溃疡底部因有多个结节而凹凸不规则，还可以观察到更深的凹陷（图像左上）。

e 肿瘤的肛侧。在一部分可以观察到病变和周围黏膜的平缓的过渡（图像右）。在内镜表现方面未见上皮性肿瘤的表现，而黏膜下肿瘤（submucosal tumor，SMT）样表现也不明显。在从溃疡部取材的活检中被诊断为GIST。

f 手术标本的微距像。肿瘤呈壁外性大型发育，把周围的空肠卷入成为一块。

g 手术标本的剖面像。在肿瘤内部形成了一个较大的不规则形的空洞。

h HE染色像。从黏膜固有层到浆膜下，梭形～类上皮样的肿瘤细胞密集增生。

i KIT免疫染色像。KIT呈阳性，而CD34呈阴性。

在小肠以腔外型或混合型居多。随着肿瘤的增大，多在内部发生出血、坏死、囊肿变性，当穿破黏膜面时，形成与肿瘤内部的空洞相连的深陷溃疡。

参考文献

[1] 松田圭二, 塚本充雄, 福島慶久, 他. 小腸悪性腫瘍の診断と治療—GIST. 胃と腸 48:1446-1460, 2013.

[2] 平井郁仁, 松井敏幸, 八尾恒良, 他. 消化管の平滑筋性腫瘍, 神経性腫瘍, GISTの診断と治療—腸. 胃と腸 39:561-573, 2004.

平滑肌肉瘤

Leiomyosarcoma

长末 智宽[1]　　　　冈本 康治　　　　鸟巢 刚弘　　　　│ [1] 九州大学大学院医学研究院病態機能内科学
〒 812-0054 福冈市東区馬出 3 丁目 1-1
E-mail : suetomo@intmed2.med.kyushu-u.ac.jp

关键词　　小肠　平滑肌肉瘤　小肠镜

疾病的概念

　　小肠平滑肌肉瘤在 WHO 分类中被定义为：在免疫组织化学染色中，actin 染色或 desmin 染色呈阳性而 KIT 染色呈阴性的肿瘤。由于过去被诊断为这种肿瘤的病例大多数现在被分类为胃肠道间质瘤（gastrointestinal stromal tumor，GIST），因此小肠平滑肌肉瘤被认为是非常罕见的肿瘤。小肠平滑肌肉瘤常常引起淋巴结转移，是组织病理学恶性程度极高的肿瘤。

形态特征（图1~图4）

　　小肠平滑肌肉瘤是无论在腔内还是在腔外均可以发育的黏膜下肿瘤（submucosal tumor，SMT），与 GIST 之间的鉴别成为一个难题。本文中所展示的病例主要是呈腔内性发育的SMT，形成大而深的溃疡，溃疡底部的凹凸不规则很明显。这些表现在其他病例中也曾被报道，是特征性的表现，但与高恶性度的 GIST 之间的鉴别并不容易。

参考文献

[1] Miettinen M, Blay JY, Sobin LH. Mesenchymal tumours of the small intestine. Hamilton SR, Aaltonen LA（eds）. WHO

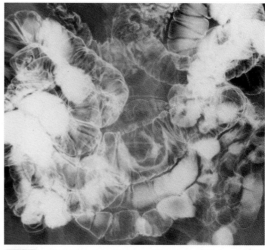

图1　X线造影像（插管法）。在空肠上部见有SMT样抬高的隆起性病变。在隆起中心形成了又深又大的溃疡。未见口侧肠管的扩张

Classification of Tumours. Pathology and Genetics of Tumours of the Digestive System. IARC press, Lyon, p 90, 2000.
[2] Miettinen M, Makhlouf H, Sobin LH, et al. Gastrointestinal stromal tumors of the jejunum and ileum. A clinicopathologic, immunohistochemical, and molecular genetic study of 906 cases before imatinib with long-term follow-up. Am J Surg Pathol 30:477-489, 2006.
[3] 藤田淳也, 花田正人, 清水潤三, 他. 消化管原発間葉系腫瘍88 例の臨床病理学的検討. 日臨外会誌　68:279-285, 2007.

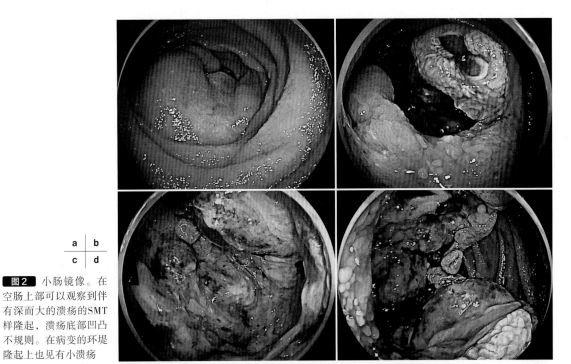

图2 小肠镜像。在空肠上部可以观察到伴有深而大的溃疡的SMT样隆起，溃疡底部凹凸不规则。在病变的环堤隆起上也见有小溃疡

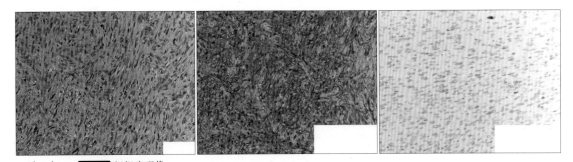

图3 切除标本的肉眼观察像。病变主要为腔内性发育，溃疡底部凹凸不规则，在内部见有粗大结节。在剖面（a的红色虚线部分）上见有实质性发育的白色肿瘤（b）

图4 组织病理像
a HE染色像。从卵圆形到梭形、多角形的异型细胞呈束状增殖。
b，c 免疫组织化学染色像。α-SMA染色呈弥漫性阳性（b），c-kit染色为阴性（c）。DOG-1染色为阴性，MIB-1指数为40%，诊断为平滑肌肉瘤。

恶性淋巴瘤——多发性淋巴瘤性息肉（MLP）

Malignant Lymphoma — Multiple Lymphomatous Polyposis

松本 启志[1]　　盐谷 昭子　　梅垣 英次

[1] 川崎医科大学消化管内科学
〒 701-0192 倉敷市松島 577
E-mail：hmatsumoto0311@gmail.com

关键词　多发性淋巴瘤性息肉（MLP）　滤泡性淋巴瘤　套细胞淋巴瘤

疾病的概念

多发性淋巴瘤性息肉（multiple lymphomatous polyposis，MLP）是由恶性淋巴瘤细胞构成的息肉样病变，多发于消化道的范围广泛、呈息肉病状态的疾病，在滤泡性淋巴瘤（follicular lymphoma，FL）和套细胞淋巴瘤（mantle cell lymphoma，MCL）病例中比较多见。原本是对消化道原发病变的术语，但现在指的是病变的肉眼形态，被称为"MLP""MLP样病变"。

形态特征（图1~图4）

MLP 形成息肉病的病变，通常位于黏膜或黏膜下层，黏膜肥厚，为无蒂性或带蒂性，从颗粒状到结节状呈各种大小的黏膜下肿瘤（submucosal tumor，SMT）样隆起性形状。在 MCL 病例中，除 MLP 病变外，还常伴有结节状隆起等病变。另一方面，在 FL 多伴随于 MLP 病变中见有白色小颗粒状集簇隆起。

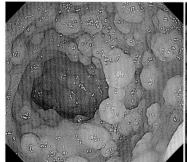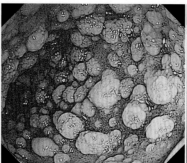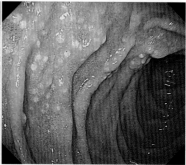

a｜b｜c　**图1** 滤泡性淋巴瘤（FL）的内镜像
a 小肠常规内镜像。比较均一的颗粒状SMT样隆起多发。
b 小肠靛胭脂染色像。
c 十二指肠常规内镜像。在十二指肠乳头附近，白色小颗粒状隆起聚集成簇。

58

图2 FL的插管法小肠X线造影像和FL的组织病理像

a FL的插管法小肠X线造影像。在整个小肠广泛存在着均一的小颗粒状隆起。

b FL的组织病理像（HE染色，×20）。由小型～中型细胞构成，呈现轻度的核不规则。几乎看不到核分裂相。

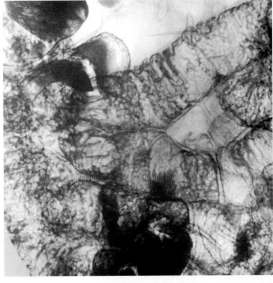

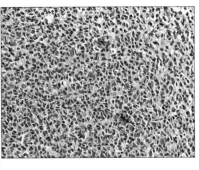

图3 套细胞淋巴瘤（MCL）的十二指肠内镜像

a 常规内镜像。除MLP病变外，还见有结节状肿瘤。

b 靛胭脂染色像。

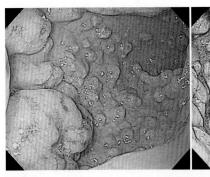

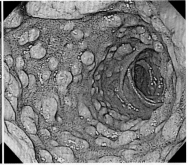

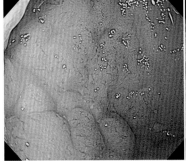

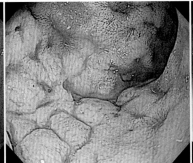

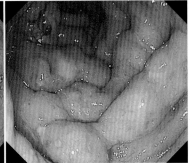

a | b | c **图4** 黏膜相关淋巴组织（MALT）淋巴瘤的内镜像

a 十二指肠常规内镜像。在十二指肠球部，平坦的结节状隆起多发。

b 十二指肠靛胭脂染色像。

c 大肠常规内镜像。还见有在隆起的顶部伴有小凹陷、糜烂的病变。

参考文献

[1] Cornes JS. Multiple lymphomatous polyposis of the gastrointestinal tract. Cancer 14:249-257, 1961.

[2] 中村昌太郎, 松本主之, 池上幸治, 他. 空·回腸悪性リンパ腫168例の臨床病理学的特徵—X線·内視鏡所見を中心に.
胃と腸 48:1461-1473, 2013.

[3] 平田一郎. 大腸疾患アトラス—非限局性病変·多発病変：隆起生病変MLP Multiple lymphomatous polyposis. 消内視鏡 26:2034-2035, 2014.

恶性淋巴瘤——动脉瘤型

Malignant Lymphoma — Aneurysm Type

齐藤 裕辅[1]

[1] 市立旭川病院消化器病センター
〒 070-8610 旭川市金星町 1 丁目 1-65
E-mail：y_saito@city.asahikawa.hokkaido.jp

关键词 恶性淋巴瘤　弥漫性大细胞型　溃疡型　恶性肿瘤

疾病的概念

　　小肠恶性淋巴瘤在消化道恶性肿瘤中仅占 1%～5%，比较罕见，仅次于胃。在小肠原发的恶性肿瘤中占 30%～40%，发生率最高，是与癌及胃肠道间质瘤（gastrointestinal stromal tumor，GIST）齐名的发生率高的肿瘤。

形态特征（图1～图4）

　　小肠恶性淋巴瘤的组织型以弥漫性大细胞型 B 细胞淋巴瘤（diffuse large B-cell lymphoma，DLBCL）最多（47%），其次是黏膜相关淋巴组织（mucosa-associated lymphoid tissue，MALT）淋巴瘤（18%）、滤泡性（follicular）淋巴瘤（13%）以及 T 细胞淋巴瘤（13%）。

　　肉眼分型可分为 5 种：①溃疡型（40%）；②隆起型（25%）；③多发性淋巴瘤性息肉（multiple lymphomatous polyposis，MLP）型（25%）；④弥漫型（8%）；⑤其他。

　　其中溃疡型的发生率最高，作为组织型以 DLBCL 占大半，可细分为 3 种亚型：①狭窄型、②非狭窄型和③动脉瘤型。狭窄型与癌之间的鉴别是一个难点；非狭窄型既不显示明显的狭窄，也不显示扩张。动脉瘤型是相对于非病变部，病变部肠管明显扩张的类型，对于淋巴瘤

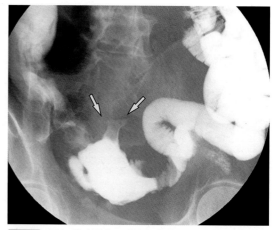

图1 小肠X线造影像。在盆腔内回肠见有管腔的明显扩张，在内部进一步见有深溃疡（黄色箭头所指）

来说是特征性的（**图1～图4**）。另外，MLP 型是见有无数隆起性病变的类型，在套细胞淋巴瘤（mantle cell lymphoma，MCL）和滤泡性淋巴瘤中是特征性的。

参考文献
[1] 八尾恒良，八尾建史，真武弘明，他．小肠肿瘤—最近5年間（1995～1999）の本邦报告例の集計．胃と肠 36:871-881, 2001.
[2] 中村昌太郎，松本主之，池上幸治，他．空・回肠恶性リンパ腫 168 例の临床病理学的特徴—X線・内视镜所见を中心に．胃と肠　48:1461-1473, 2013.

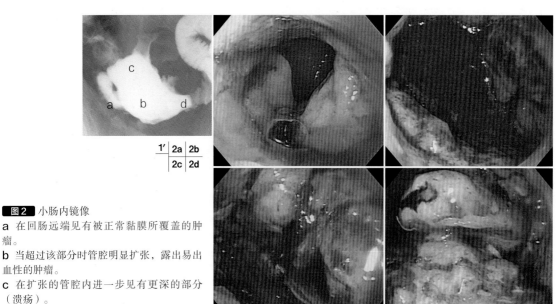

图2 小肠内镜像
a 在回肠远端见有被正常黏膜所覆盖的肿瘤。
b 当超过该部分时管腔明显扩张，露出易出血性的肿瘤。
c 在扩张的管腔内进一步见有更深的部分（溃疡）。
d 在扩张的管腔的口侧也见有肿瘤。

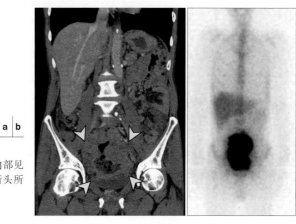

图3 腹部CT像与镓闪烁成像
a 腹部CT像。在盆腔内见有约8 cm大小的肿瘤，在其内部见有与小肠造影呈相同形态的管腔结构（溃疡）（黄色箭头所指）。
b 镓闪烁成像。在盆腔内见有明显的镓的摄取。

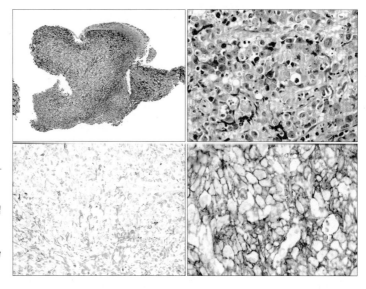

图4 组织病理像
a，b HE染色像。见有嗜伊红性肿瘤（a），大型的淋巴细胞呈弥漫性增殖，诊断为DLBCL（b）。
c，d 免疫组织化学染色像。肿瘤细胞为CD3（c）呈阴性，CD20（d）呈阳性。

恶性淋巴瘤——狭窄型

Malignant Lymphoma — Stenotic Type

高林 馨[1]　　　细江 直树　　　绪方 晴彦

[1] 慶應義塾大学病院消化器内科
〒 160-8582 東京都新宿区信濃町 35
E-mail：kaoru0902@yahoo.co.jp

关键词　　小肠恶性淋巴瘤　狭窄型　滤泡性淋巴瘤

疾病的概念

　　小肠恶性淋巴瘤占消化道原发淋巴瘤的 20% ~ 30%，占小肠原发恶性肿瘤的 30% ~ 40%。小肠恶性淋巴瘤的肉眼分型虽然尚未统一，但大多被分为 5 型：①溃疡型；②隆起型；③多发性淋巴瘤性息肉（multiple lymphomatous polyposis，MLP）型；④弥漫型；⑤其他。其中，溃疡型又进一步被分为 3 种亚型：①狭窄型；②非狭窄型；③动脉瘤型。呈溃疡型 / 狭窄型的淋巴瘤的大部分多呈弥漫性大细胞型 B 细胞淋巴瘤（diffuse large B-cell lymphoma，

DLBCL）组织型，但一般认为这可能是由于在其中也包含低恶性度淋巴瘤（主要为滤泡性淋巴瘤）的表型转化。

形态特征（图1~图4）

　　呈溃疡型 / 狭窄型的恶性淋巴瘤与小肠原发的上皮性肿瘤之间的鉴别虽然是一个难题，但在溃疡周围见有肿大的白色绒毛，以及尽管伴有狭窄但病变仍保持伸展性（口侧肠管仅轻度扩张）的情况下，更应怀疑是恶性淋巴瘤。另外，本病例虽然是滤泡性淋巴瘤，但作为滤泡性淋巴瘤的肉眼特征，在十二指肠呈白色颗

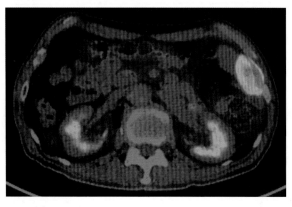

图1　PET-CT像。在回肠远端可以看到伴有最大径30 mm左右的异常聚集的比较均一的软组织影

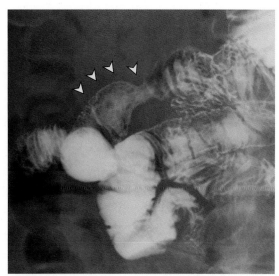

图2 小肠X线造影像。在空肠回肠接合处附近见有伴30 mm大小的溃疡性变化的狭窄病变（黄色箭头所指），但口侧肠管的扩张仅为轻度

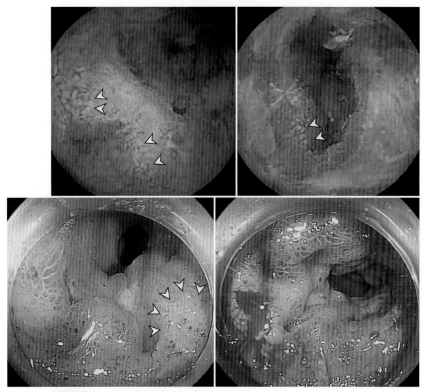

a	b
c	d

图3 胶囊内镜像与气囊小肠镜像

a，b 胶囊内镜像。在一部分见有伴糜烂的白色颗粒状黏膜（肿大的白色绒毛，黄色箭头所指）。

c，d 气囊小肠镜像。在一部分见有伴糜烂的白色颗粒状黏膜（黄色箭头所指）。另外，还见有伴全周性溃疡的狭窄。

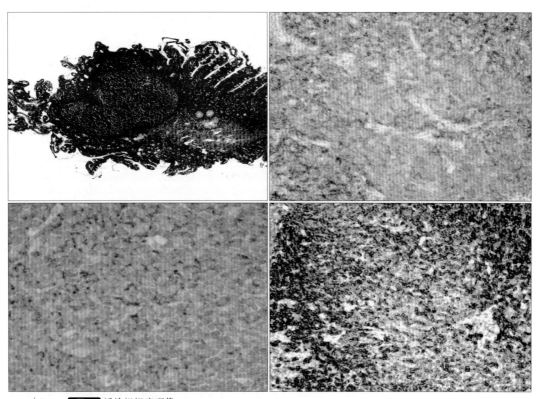

<table>
<tr><td>a</td><td>b</td></tr>
<tr><td>c</td><td>d</td></tr>
</table>

图4 活检组织病理像

a HE染色像（低倍放大）。在黏膜固有层中可以见到小型～中型的淋巴细胞聚集成簇、形成滤泡样结构的表现。

b~d **b**: CD10阳性；**c**: CD20阳性，**d**: bcl-2阳性（均为明显扩张）。诊断为滤泡性淋巴瘤。

粒状聚集成簇隆起是典型的特征，在小肠中与溃疡型相比，更多呈现 MLP 型和隆起型。

参考文献

[1] 中村昌太郎, 松本主之, 八尾隆史, 他. 小腸腫瘍性疾患—悪性リンパ腫. 胃と腸　43:533-538, 2008.

[2] 品川慶, 北台靖彦, 児玉美千世, 他. 濾胞性リンパ腫の診断と治療—診断. 胃と腸　49:656-663, 2014.

[3] Horie T, Hosoe N, Takabayashi K, et al. Endoscopic characteristics of small intestinal malignant tumors observed by balloon-assisted enteroscopy. World J Gastrointest Endosc 11:373-382, 2019.

病例图谱

恶性淋巴瘤——免疫增生性小肠病（IPSID）

Malignant Lymphoma — Immunoproliferative Small Intestinal Disease

中村 昌太郎[1]　　松本 主之

[1] 岩手医科大学医学部内科学講座消化器内科
消化管分野
〒028-3695 岩手県紫波郡矢巾町医大通 2 丁目
1-1
E-mail : shonaka@iwate-med.ac.jp

关键词　免疫增生性小肠病（IPSID）　地中海型淋巴瘤　MALT 淋巴瘤

疾病的概念

免疫增生性小肠病（immunoproliferative small intestinal disease，IPSID）也被称为地中海型淋巴瘤、α 重链病，是一种引起小肠大范围弥漫性病变的黏膜相关淋巴组织（mucosa-associated lymphoid tissue，MALT）淋巴瘤的特殊类型。在中东及地中海沿岸国家发病率较高，在日本则较为罕见。有报道提示，其病因与空肠弯曲杆菌（*Campylobacter jejuni*）感染有关。

形态特征 （图1~图3）

IPSID 是以十二指肠 / 空肠为中心，在小肠大范围呈现由微小颗粒状小隆起构成的弥漫性病变。需要与淀粉样变性、淋巴滤泡性息肉病、肠病相关性 T 细胞淋巴瘤（enteropathy-

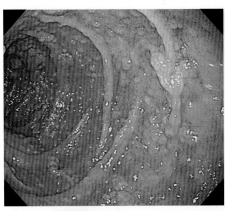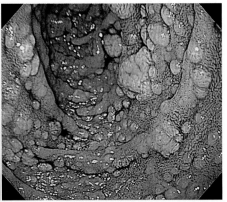

a | b　**图1** 弥漫型IPSID的上消化道内镜像。60多岁，女性。在十二指肠降部见有无数小隆起
a 常规内镜像。
b 靛胭脂染色像。
〔转载自 "中村昌太郎，他．MALTリンパ腫（IPSIDを含む）．八尾恒良（監），「胃と腸」変種委員会（編）．胃と腸アトラスII下部消化管，第2版．医学書院，pp 476, 2014"〕

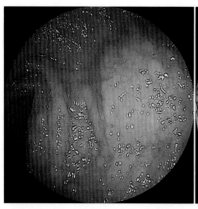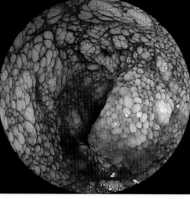

a | b

图2 弥漫型IPSID的经肛门双气囊内镜像。与**图1**为同一病例。在小肠中部弥漫性见有由肿大的绒毛构成的小隆起或颗粒状黏膜
a 常规内镜像。
b 靛胭脂染色像。
〔转载自"中村昌太郎，他. MALTリンパ腫（IPSIDを含む）. 八尾恒良（監），「胃と腸」変種委員会（編）. 胃と腸アトラスII下部消化管，第2版. 医学書院，pp 476, 2014"〕

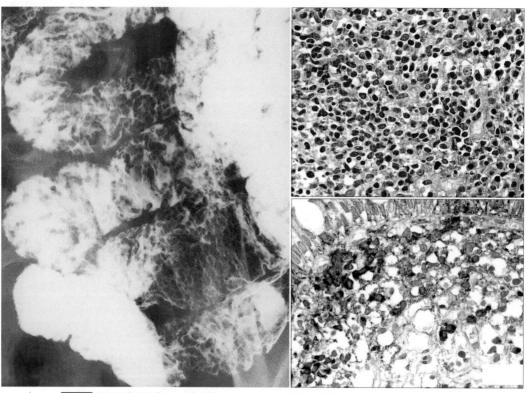

a | b
　| c

图3 小肠X线造影像、HE染色像、IgA的免疫组织化学染色像
a 小肠X线造影像。在小肠的大范围弥漫性见有微小颗粒状的小隆起。
b，c 活检标本的组织病理像。
b HE染色像。见有小型淋巴细胞及浆细胞的弥漫性浸润。
c IgA的免疫组织化学染色像。淋巴细胞及浆细胞弥漫性呈阳性。
〔转载自"中村昌太郎，他. MALTリンパ腫（IPSIDを含む）. 八尾恒良（監），「胃と腸」変種委員会（編）. 胃と腸アトラスII下部消化管，第2版. 医学書院，pp 476, 2014"〕

associated T-cell lymphoma，EATL）等相鉴别。

参考文献

[1] Nakamura S, Matsumoto T, Takeshita M, et al. A clinicopathologic study of primary small intestine lymphoma：prognostic significance of mucosa-associated lymphoid tissue-derived lymphoma. Cancer 88:286-294, 2000.

[2] 中村昌太郎，松本主之，八尾隆史，他. 悪性リンパ腫，IPSID. 八尾恒良，飯田三雄(編). 小腸疾患の臨床，医学書院，pp 340-351, 2004.

[3] 中村昌太郎，松本主之. 消化管悪性リンパ腫の診断と治療. Gastroenterol Endosc 56:3599-3606, 2014.

恶性淋巴瘤——单形性嗜上皮性肠道 T 细胞淋巴瘤（MEITL）

Malignant Lymphoma — Monomorphic Epitheliotropic Intestinal T-cell Lymphoma

松本 启志[1]　　　村尾 高久　　　梅垣 英次　　│　[1] 川崎医科大学消化管内科学
〒 701-0192 倉敷市松島 577
E-mail：hmatsumoto0311@gmail.com

关键词　单形性嗜上皮性肠道 T 细胞淋巴瘤　Ⅱ型肠病相关性 T 细胞淋巴瘤　Ⅰ型 EATL

疾病的概念

在 2017 年发布的造血系统、淋巴系统组织的 WHO 分类中，与在亚洲人和西班牙人中常见的乳糜泻无关的原来的Ⅱ型肠病相关性 T 细胞淋巴瘤（enteropatl-associated T-cell lymphoma，EATL）被称为单形性嗜上皮性肠道 T 细胞淋巴瘤（monomorphic epitheliotropic intestinal T-cell lymphoma，MEITL）；另一方面，在北欧地区多见，与乳糜泻有关的原来的Ⅰ型 EATL 仍称为 EATL。MEITL 是一种 T 细胞淋巴瘤，主要在空肠到回肠形成伴有溃疡的肿瘤，并伴有周围黏膜的肥厚。

形态特征（图1~图4）

据报道，MEITL 的肉眼表现有多种，水肿

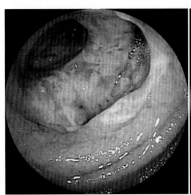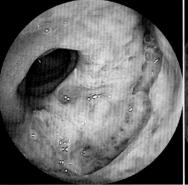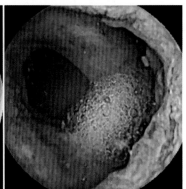

a	b	c

图1　小肠镜像
a　常规内镜像。在小肠中部见有伴白苔的深陷溃疡。溃疡边缘比较尖锐。
b　常规内镜像。观察到深陷溃疡沿皱襞呈环状趋势。
c　胶囊内镜像。有呈环状倾向的溃疡性病变，溃疡边缘边界清晰，略发红。

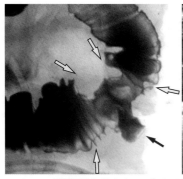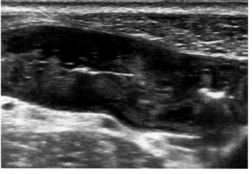

a | b
图2 插管法小肠X线造影像与腹部超声像
a 插管法小肠X线造影像。在小肠中间位见有长径约3 cm的全周性狭窄。狭窄部为不规则性，并见有深龛影。伸展性良好，未见明显的硬化表现。黄色箭头所指为溃疡边缘，红色箭头所指为溃疡底部。
b 腹部超声像。在小肠中间位有涉及约2 cm、全周性层结构消失的壁肥厚；在其周围散见血流丰富、纵横比较低的淋巴结。

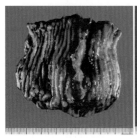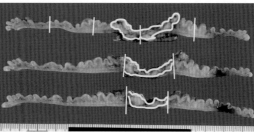

a | b
图3 切除标本
a 肉眼观察像。在被切除的空肠见有全周性、具有黏膜下肿瘤（submucosal tumor, SMT）样抬高的溃疡性病变。
b 切除面。在被黄线围起来的部分见有溃疡性病变。

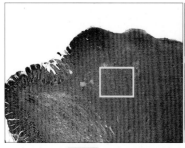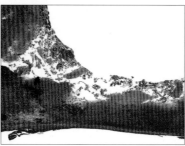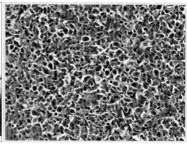

a | b | c
图4 组织病理像（HE染色）
a 溃疡边缘（×4）。见有小型异型淋巴细胞的弥漫性增殖。
b 溃疡底部（×4）。溃疡一直浸润到浆膜，由于溃疡化而壁显著变薄。原有的层结构消失，见有全层性小型异型淋巴细胞的弥漫性增殖。
c a的黄框部中倍放大像（×20）。见有核小体明显的中型～大型异型淋巴细胞的弥漫性增殖。在免疫组织化学染色中分别为CD3 +、CD4 -、CD8 +、CD20 -、CD30 +、CD56 +。

样黏膜占 32%，单发或多发溃疡占 25%，颗粒状黏膜占 14%，肿瘤占 13%，黏膜肥厚占 10%，狭窄占 6%。作为黏膜病变，有马赛克样、裂隙、贝柱样等各种各样的形态，多数病例是溃疡和肿瘤并存。绒毛的变化、白色绒毛、萎缩、融合、肿大等各种各样的术语被报道。

参考文献
[1] Swerdlow SH, Campo E, Harris NL, et al (eds)：WHO Classification of Tumours of Haematopoietic and Lymphoid Tissues, revised 4th edition. IARC, Lyon, 2017.
[2] 石橋英樹, 二村聡, 萱嶋善行, 他. 十二指腸下行脚に狭窄を来した monomorphic epitheliotropic intestinal T-cell lymphoma の1例. 胃と腸 53:1684-1692, 2018.
[3] 河野真一, 鳥巣剛弘, 小林広幸, 他. Monomorphic epitheliotropic intestinal T-cell lymphoma の2例. 胃と腸 54: 543-552, 2019.

恶性淋巴瘤——成人 T 细胞白血病 / 淋巴瘤（ATL/L）

Malignant Lymphoma — Adult T–cell Leukemia/Lymphoma

江崎 幹宏 [1]   田中 贵英 [2]   今津 爱介

[1] 佐賀大学医学部内科学講座消化器内科
〒 849–8501 佐賀市鍋島 5 丁目 1–1
E–mail : mesaki01@cc.saga-u.ac.jp
[2] 九州大学大学院医学研究院病態機能内科学

关键词　　人类 T 细胞白血病病毒 I 型（HTLV–1）　恶性淋巴瘤　多发隆起　原病毒 DNA

疾病的概念

　　成人 T 细胞白血病 / 淋巴瘤（adult–cell leukemia/lymphoma，ATL/L）由人类 T 细胞白血病病毒 I 型（human T-cell leukemia virus type I，HTLV–1）的垂直感染或水平感染而引起。有百分之几的无症状携带者经过数十年之后会发病。ATL/L 分为 ATL 细胞浸润局限于血液、皮肤等，表现为缓慢经过的低恶性度的类型，以及合并淋巴结肿胀、ATL 细胞多脏器浸润、高钙血症、机会性感染性疾病等，表现为预后不良的高恶性度的类型。

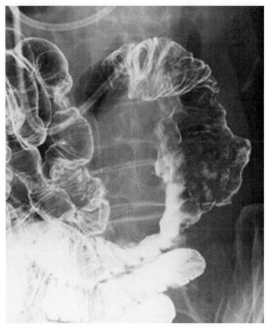

图1　70多岁，女性。插管法小肠X线造影影像。在空肠上部见有内腔扩大的全周性溃疡性病变

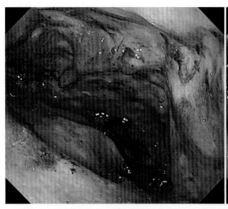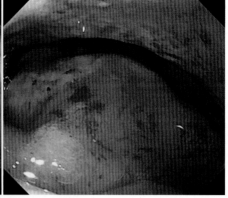

a | b

图2 70多岁，女性。双气囊内镜像。全周性溃疡性病变的内腔（**a**）。在病变的口侧边缘，环堤样隆起不明显（**b**）

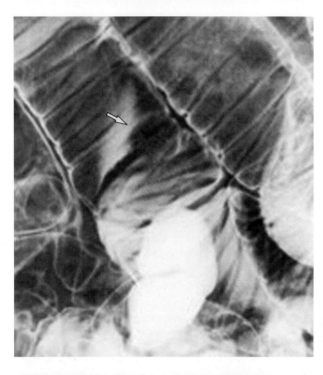

图3 70多岁，女性。插管法小肠X线造影像。在空肠中部见有2 cm左右的扁平隆起性病变（黄色箭头所指）

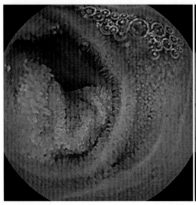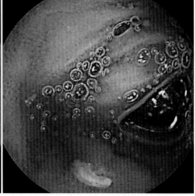

a | b

图4 70多岁，女性。胶囊内镜像

a 在空肠见有伴白色绒毛的发红的扁平隆起。

b 在病变的顶部见有伴小溃疡的扁平隆起。

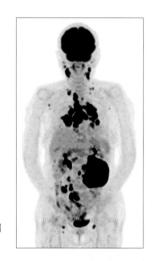

图5 70多岁，女性。PET-CT像。在双侧颈部、纵隔、肺门部、腹腔内见有多发的FDG高聚集

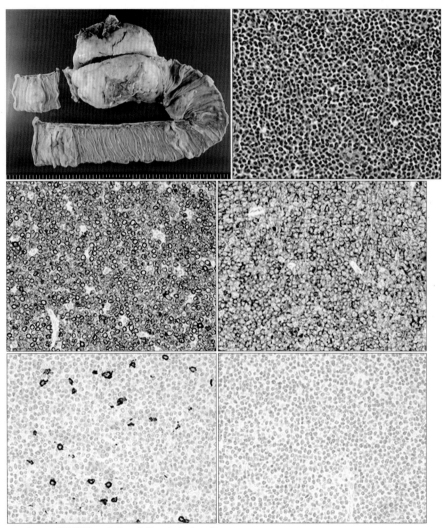

a	b
c	d
e	f

图6 70多岁，女性。组织病理像

a 切除肠管的肉眼观察像。见有空肠上部的巨大的肿瘤性病变，在其前后还见有多发病变。

b HE染色（×400）。见有中型～大型的异型淋巴细胞的弥漫性浸润。

c~f 免疫组织化学染色像。CD3阳性（ c ），CD4阳性（ d ），CD8弱阳性（ e ），CD20阴性（ f ）。HTLV-1 原病毒 DNA的单克隆性（monoclonality）也被确认，确定诊断为ATL/L。

形态特征（图1~图6）

　　ATL/L 的小肠病变以多发隆起型最多。但是，据文献报道该病有各种各样的表现，呈丰富多彩的形态：在 X 线表现中，多发性淋巴瘤性息肉（multiple lymphomatous polyposis，MLP）样的多发隆起、伴有边缘隆起的不规则形溃疡，Kerckring 皱襞的肿大；在内镜表现中，发红的扁平隆起、伴有边缘隆起的溃疡、淋巴滤泡的肿大等。

参考文献

[1] 竹下盛重, 二村聡, 菊間幹太, 他. 成人 T 細胞白血病/リンパ腫を含む消化管 T/NK 細胞リンパ腫の臨床病理学的特徴—リンパ腫の細胞起源についての考察を含む. 胃と腸　49:769-781, 2014.
[2] 高津典孝, 大門裕貴, 岸昌廣, 他. 消化管 T 細胞性リンパ腫の診断と治療. 胃と腸 49:783-793, 2014.
[3] 梁井俊一, 中村昌太郎, 川崎啓祐, 他. 小腸腫瘍性病変の内視鏡診断—リンパ増殖性疾患の診断. 胃と腸　55:637-645, 2020.

腺瘤

Small Bowel Adenoma

松野 高久[1]　　齐藤 彰一　　河内 洋[2]

[1] がん研究会有明病院消化器内科
〒 135-8550 東京都江東区有明 3 丁目 8-31
E-mail：takahisa.matsuno@jfcr.or.jp
[2] 同　臨床病理センター病理部

关键词　腺瘤　细胞内镜

疾病的概念

据报道，腺瘤性病变是由腺细胞的肿瘤性增生所引起的良性疾病，约占良性小肠肿瘤的 20%。在大肠，腺瘤与癌相比比较多见；但在小肠，由于腺瘤和癌的发生率都很低，因此一般认为来源于腺瘤（adenoma carcinoma sequence，腺瘤 - 癌序列）的癌很少，腺瘤样结肠息肉基因（adenomatous polyposis coli，APC）基因突变的概率为 10% ~ 18%，与大肠相比概率低。

虽然多数病例无症状，但当腺瘤变大时，也有可能引起消化道出血、肠套叠和肠梗阻。

形态特征（**图1~图4**）

肉眼分型一直被认为以带蒂性、亚蒂性的隆起型腺瘤居多，但随着胶囊内镜和气囊小肠镜的普及，也发现了表面型腺瘤。表面性状呈

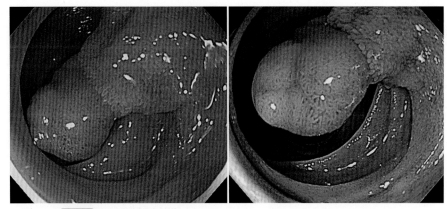

a | b　**图1** 小肠消化道内镜像
a 在距回盲部约50 mm的口侧见有约12 mm大小的发红的带蒂息肉。
b 靛胭脂染色像。在病变中央见有轻度凹陷。

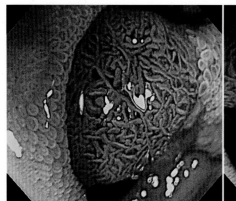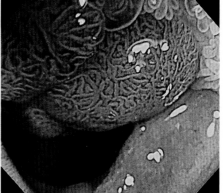

图2 小肠消化道NBI放大像。表面结构和血管结构均为规则型，见有日本NBI专家组（the Japan NBI Expert Team，JNET）2A型样的表现

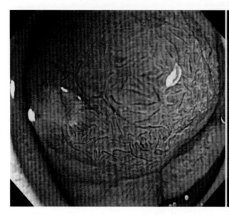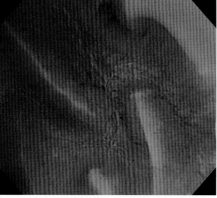

图3 色素染色内镜放大像

a 结晶紫染色像。呈现Ⅲ_L型腺管开口模式（pit pattern）样的表现。

b 结晶紫–亚甲蓝双重染色后的细胞内镜（endocytoscopy，EC）像。见有核的轻度肿大，以及大肠EC分类的EC2样表现。

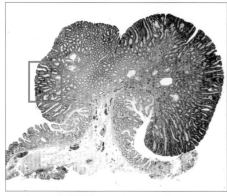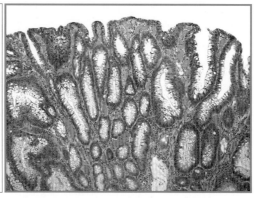

a | b

图4 内镜切除标本的组织病理像

a HE染色低倍放大像。在息肉顶部见有肿瘤腺管的增生。

b HE染色高倍放大像（a的绿框部分）。核呈椭圆形肿大，显示假复层化，但大致排列在基底膜侧。诊断为高度异型管状腺瘤。

颗粒状、绒毛状、乳头状，有时也在中心见有小凹陷。在组织病理学上被分为管状腺瘤、管状绒毛状腺瘤、绒毛状腺瘤。

参考文献

[1] Honda W, Ohmiya N, Hirooka Y, et al. Enteroscopic and radiologic diagnoses, treatment, and prognoses of small-bowel tumors. Gastrointest Endosc 76:344-354, 2012.

[2] Aparicio T, Zaanan A, Mary F, et al. Small bowel adenocarcinoma. Gastroenterol Clin North Am 45:447-457, 2016.

[3] 小原圭, 後藤秀実. 小腸腺腫. 八尾恒良(監),「胃と腸」編集委員会(編). 胃と腸アトラスII, 下部消化管, 第2版. 医学書院, p 455, 2014.

Peutz–Jeghers 综合征

Peutz–Jeghers Syndrome

赤松 泰次[1]　　下平 和久[2]　　宫岛 正行

[1] 長野県立信州医療センター内視鏡センター
　　〒382-8577 須坂市大字須坂 1332
　　E-mail : akamatsu-taiji@pref-nagano-hosp.jp
[2] 同　消化器内科

关键词　Peutz-Jegher 综合征　息肉病　色素斑　错构瘤　*STK11*

疾病的概念

Peutz–Jeghers 综合征是由 Peutz 和 Jeghers 报道的以食管以外的全消化道的错构瘤性息肉病和以口唇（**图1a**）、口腔、指尖部（**图1b、c**）为中心的黏膜和皮肤的色素斑为特征的常染色体显性遗传性疾病。近年来通过基因分析表明，*STK11* 的病理性突变是其原因。另一方面，也有不少无家族史的单发病例的报道。

形态特征

以小肠和大肠为中心见有大小不一的带蒂性或亚蒂性的多发性息肉（**图2，图3**），有时会引起以息肉为前端部的肠套叠。因此，在见有大息肉的情况下，为了预防肠套叠而施行内镜下息肉切除。在组织病理学上，黏膜上皮的错构瘤样增生和黏膜肌层的树枝状增生是其特征，被称为 Peutz-Jeghers 息肉（**图4，图5**）。

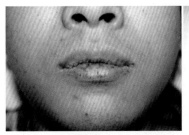
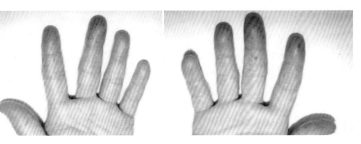

a | b | c　**图1** 色素斑的肉眼观察像
a 口唇（下唇）的色素斑。
b，c 指尖部的色素斑。

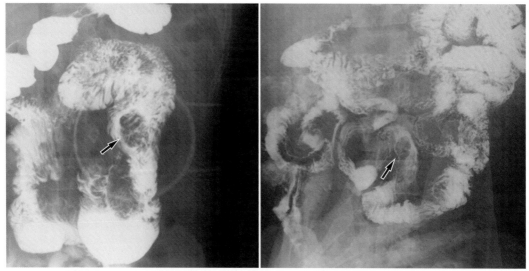

a	b

图2 小肠X线造影像
a 压迫像。在空肠见有长径25 mm大小的透亮征（红色箭头所指）。
b 用手引起的压迫像。在回肠也可观察到长径20 mm大小的透亮征（红色箭头所指）。

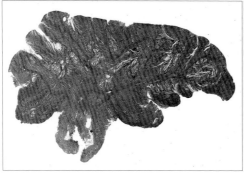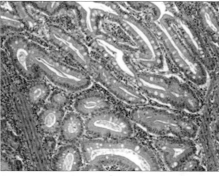

3	4

图3 双气囊小肠内镜像。在空肠见有粗蒂的带蒂息肉
〔转载自"赤松泰次，他．小腸出血—腫瘍性病変の診断・治療．消化器・肝臟内科1：32-38，2017"〕
图4 施行内镜切除，收集的切除标本的肉眼观察像。黄色箭头所指为切除断端
〔转载自"赤松泰次，他．小腸出血—腫瘍性病変の診断・治療．消化器・肝臟内科1：32-38，2017"〕

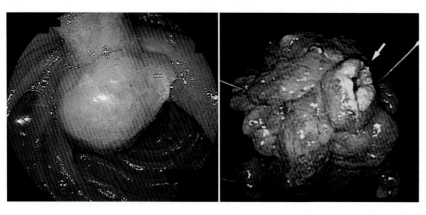

a	b

图5 切除标本的组织病理像
a 微距像。可以观察到黏膜上皮的增生和黏膜肌层的树枝状增生。
b a的放大像。黏膜上皮未见异型。

参考文献
[1] Jeghers H, McKusick VA, Katz KH. Generalized intestinal polyposis and melanin spots of the oral mucosa, lips and digits：a syndrome of diagnostic significance. N Engl J Med 241：1031-1036, 1949.

[2] Aretz S, Stienen D, Uhlhaas S, et al. High proportion of large genomic STK11 deletions in Peutz-Jeghers syndrome. Hum Mutat 26:513-519, 2005.

[3] 赤松泰次，下平和久，野沢祐一，他．小腸出血—腫瘍性病変の診断・治療．消化器・肝臟内科 1:32-38, 2017.

脂肪瘤

Lipoma

小泽 俊文[1]

[1] 総合犬山中央病院消化器内科
〒484-8511 犬山市大字五郎丸字二夕子塚6

关键词 脂肪瘤 肠套叠 小肠镜

疾病的概念

　　小肠脂肪瘤的好发部位是距 Treitz 韧带 60 cm 以内或距回盲瓣 60 cm 以内。无异型的成熟脂肪细胞虽然具有纤维性被膜，但呈膨胀性地发育。在成人肠套叠的 80% ~ 88% 存在有肿瘤性病变，而脂肪瘤居第二位。另外，据说小肠脂肪瘤的 79.5% 会合并肠套叠。

形态特征（**图1~图4**）

　　脂肪瘤表面光滑，呈周围被正常黏膜所覆盖的黏膜下肿瘤样形态。当用活检钳触诊时可以观察到软垫征（cushion sign）。颜色通常为黄色，但当病变的增大而具有可动性时，由于

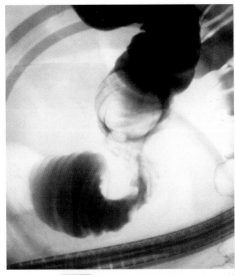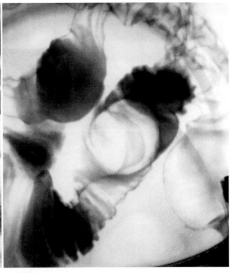

a | b

图1 经肛门气囊小肠镜下的小肠X线造影像
a 见有40 mm×32 mm×30 mm大小的球形肿瘤。在口侧可以观察到附着部。
b 在肿瘤的表面未见明显的糜烂和溃疡。

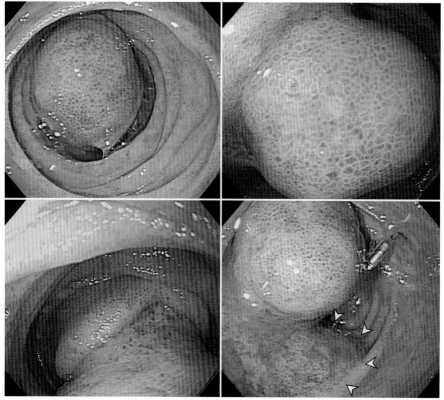

图2 气囊小肠镜像

a 在距回盲瓣约50 cm的口侧的回肠见有发红的黏膜下肿瘤。

b 在肿瘤的表面可观察到发红、肿大的绒毛，但未见明显的小凹（delle）、溃疡、露出血管等。

c 随着肠管的蠕动肿瘤移动到肛侧（**c**），通过送气恢复到口侧（**d**）。

d 可以观察到凸起平缓的黏膜下隆起（黄色箭头所指），被认为是肿瘤的附着部。

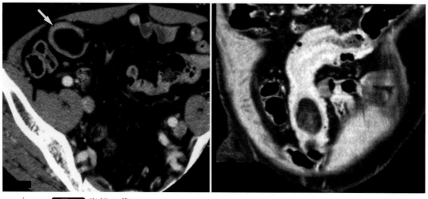

图3 腹部CT像

a 腹部CT像。在盆腔内回肠见有呈低密度区（-78HU）的40 mm大小的肿瘤性病变（黄色箭头所指）。

b 内镜刚检查完时的腹部CT冠状位像。在造影剂内见有炮弹状的肿瘤。

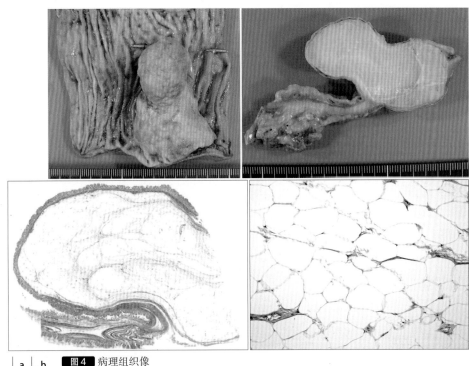

| a | b |
| c | d |

图4 病理组织像

a 固定标本。为55 mm×44 mm大小的黏膜下肿瘤。

b 剖面像。黄色的肿瘤膨胀性发育，明显挤压固有肌层。

c，d 组织病理像。是由成熟的大型脂肪细胞构成的脂肪瘤，具有纤维性被膜。被膜和黏膜肌层融合，在黏膜固有层间质中小血管增生明显。

与肠管一起运动，物理性刺激会刺激到被覆黏膜上，因此呈发红，有时还会形成糜烂和溃疡，或引起出血。

参考文献

[1] 志摩泰生, 上川康明, 武田晃, 他. 回腸末端脂肪腫による成人腸重積症の1例—過去10年間の本法報告例の集計. 外科 58:913-917, 1966.

[2] 八尾恒良, 日吉雄一, 田中啓二, 他. 最近10年間(1970〜1979)の本邦報告例の集計からみた空・回腸腫瘍—II. 良性腫瘍. 胃と腸 16:1049-1059, 1981.

血管瘤

Hemangioma

芳贺 庆一[1]　　涩谷 智义　　永原 章仁　　│　[1] 順天堂大学医学部消化器内科
〒 113-0034 東京都文京区湯島 1 丁目 5-29
E-mail：khaga@juntendo.ac.jp

关键词　小肠良性肿瘤　血管瘤　气囊内镜　胶囊内镜

疾病的概念

　　血管瘤是由增殖的血管构成的良性肿瘤，在小肠良性肿瘤中约占 10%。在组织病理学上被分为毛细血管瘤、海绵状血管瘤、化脓性肉芽肿，而在消化道中以海绵状血管瘤较多。血管瘤在小肠的发生部位，60% 以上是在距 Treitz 韧带 1 m 以内或距回肠末端口侧 1 m 以内。

形态特征（图1~图3）

　　在内镜检查中，血管瘤作为苍白或暗红色的柔软的黏膜下肿瘤（submucosal tumor, SMT）被发现，形态从无蒂性到带蒂性、结节状等多种多样。表面黏膜为正常或略肿大的绒毛，多数情况下，肿瘤长径小于 2 cm，为单发性。在 CT 检查中作为造影明显强化的小结节被观察到，有时也在内部伴有钙化。

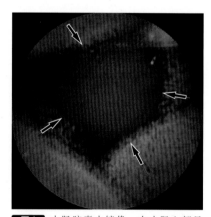

图1　小肠胶囊内镜像。在小肠上部见有明显发红的隆起性病变（黑色箭头所指）

参考文献

[1] Shibuya T, Osada T, Mitomi H, et al. Jejunal capillary hemangioma treated by using double-balloon endoscopy（with video）. Gastrointest Endosc 72:660-661, 2010.
[2] 岩下明德, 尾石樹泰, 八尾隆史, 他. 腸管の血管性病変の病理学的鑑別診断. 胃と腸 35:771-784, 2000.
[3] 岸尭之, 清水建策, 小野田秀子. 小腸腫瘍. 画像診断 38:553-562, 2018.

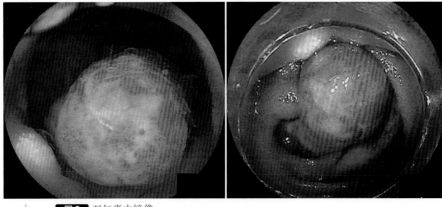

a | b **图2** 双气囊内镜像

　a 在距Treitz韧带约2 m的肛侧见有20 mm大小、明显发红的亚蒂性病变。

　b 在病变表面虽然未见溃疡形成等表现，但易出血。

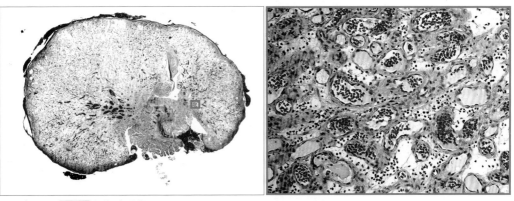

a | b **图3** 组织病理像

　a EMR标本（×12.5）的微距像。黏膜表层伴有糜烂，间质呈水肿。

　b a的绿框部放大像。见有内皮细胞做衬里的毛细血管的集簇，为毛细血管性血管瘤的表现（×200）。

动静脉畸形（AVM）

Arterio–Venous Malformation

小泽 俊文 [1]

[1] 综合犬山中央病院消化器内科
〒 484–8511 犬山市大字五郎丸字二夕子塚 6

关键词　　小肠　动静脉畸形（AVM）　小肠镜

疾病的概念

　　动静脉畸形（arterior–venous malformation，AVM）被认为是先天性错构瘤性病变，在整个消化道的 AVM 中，小肠发病占 46%，发生率最高。在病理学上可以观察到扩张的动静脉、动静脉的吻合和过渡部，不仅在黏膜及黏膜下层可以观察到，全层性一直到浆膜也可以观察到。由于本病多发于青少年的小肠，所以在 Moore 等的分类中相当于 2 型。AVM 的治疗虽然主要是病变部肠管的切除，但对于浅表性的小病变也散见有内镜治疗的病例。

形态特征（图1~图3）

　　AVM 多为低矮的隆起性病变，或局限性发红的区域，表面平滑，大多呈被正常黏膜所覆

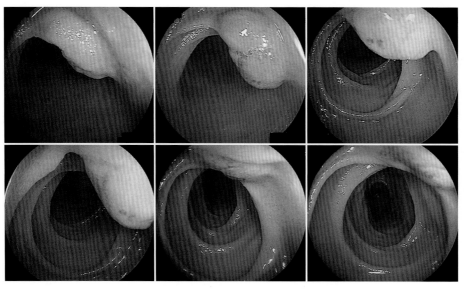

a	b	c
d	e	f

图1 经肛门气囊小肠镜像

a，b 在距回盲瓣约130 cm的回肠，见有与周围黏膜大致相同颜色的黏膜下肿瘤。肿瘤径约为15 mm。

c，d 在病变中央见有2处红点。

e，f 病变口侧边缘呈平缓的隆起，发红明显，呈面状。

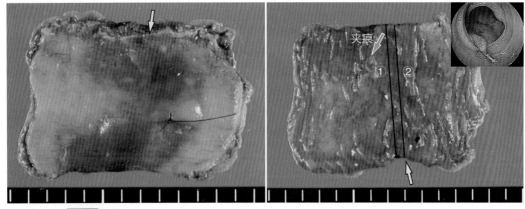

<table>
<tr><td>a</td><td>b</td></tr>
</table>

图2 标本

a 新鲜切除标本（浆膜面）。在蓝斑附近见有略呈粉红色的肿瘤（黄色箭头所指）。

b 新鲜切除标本（黏膜面）。为12 mm×9 mm的平坦隆起性病变，中央相对凹陷（黄色箭头所指）。

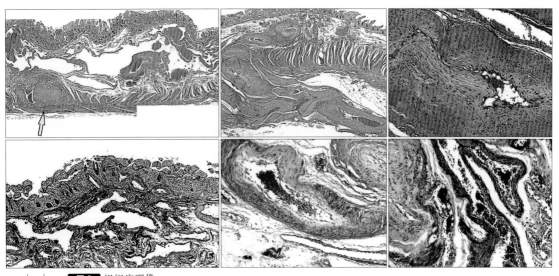

<table>
<tr><td>a</td><td>b</td><td>c</td></tr>
<tr><td>d</td><td>e</td><td>f</td></tr>
</table>

图3 组织病理像

a 图2b切片①的组织病理像（低倍放大）。主病变以黏膜下为中心存在，见有海绵状发育的异常扩张/增生的静脉。还可以观察到器质化血栓（黄色箭头所指）。

b 图2b切片②的组织病理像（低倍放大）。来自肠管壁外（浆膜侧）的流入动脉一直达到黏膜下层。

c 动脉呈明显的内膜肥厚。

d 见有黏膜内的异常血管（静脉）和黏膜肌层的部分断裂。

e 具有内弹性层和外弹性层，被判断为动脉。

f 在一部分还可以观察到扩张/肥厚的静脉及其与动脉之间的吻合。

盖的黏膜下肿瘤样形态。另外，有时还会见有隆起内的搏动表现、裸露血管、溃疡和糜烂，以及在周围蜿蜒的扩张血管。用活检钳触诊情况下的表现各不相同，因血栓而引起机化的情况下病变坚硬。

参考文献

[1] 古賀秀樹, 飯田三雄, 垂水研一. 最近10年間(1990～1999)の本邦報告例の集計からみた消化管の血管性病変. 胃と腸 35:743-752, 2000.

[2] 岩下明德, 尾石樹泰, 八尾隆史, 他. 腸管の血管性病変の病理組織学的鑑別診断. 胃と腸 35:771-784, 2000.

[3] Moore JD, Thompson NW, Appleman HD, et al. Arteriovenous malformation of the gastrointestinal tract. Arch Surg 111:381-389, 1976.

淋巴管瘤
Lymphangioma

冬野 雄太[1]　　　鸟巢 刚弘　　　江崎 幹宏[2]

[1] 九州大学大学院医学研究院病態機能内科学
〒812-8582 福冈市東区馬出 3 丁目 1-1
E-mail：yfuyuno@intmed2.med.kyushu-u.ac.jp
[2] 佐賀大学医学部内科学講座消化器内科

关键词　淋巴管瘤　海绵状淋巴管瘤　黏膜下肿瘤样隆起　淋巴管畸形

疾病的概念

淋巴管瘤多数是先天性发生的以大小不一的淋巴囊肿为主体的肿瘤性病变。其不是肿瘤，而是由淋巴管系的组织畸形构成的非上皮性良性病变，近年来称为淋巴管畸形的情况在不断增多。

淋巴管瘤好发于头颈、纵隔、腋窝，发生于消化道的情况极少，但在消化道中的发生仅次于大肠，好发于小肠。

形态特征（图1，图2）

在 X 线造影检查中，在充盈像中作为类圆形的阴影缺损被辨识；在双重造影像中作为光滑的隆起被辨识。在内镜像中，作为柔软的黏膜下肿瘤（submucosal tumor，SMT）样隆起被辨识；当病变的主体存在于黏膜下层时呈表面光滑的黄白色，存在于黏膜固有层时则在表面伴有微小的白斑。

在超声内镜检查（endoscopic ultrasonography，EUS）中可以扫查出第 2 层～第 3 层的均一的无回声结构，有时有分隔。

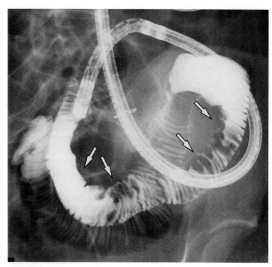

图1　[病例1] 20多岁，女性。腹痛的详细检查
a　小肠 X 线造影像［经口双气囊小肠内镜检查（doubleballoon enteroscopy，DBE）时］。在小肠中部类圆形的阴影缺损多发（黄色箭头所指）。

在病理学上被分为 3 种类型：①单纯性淋巴管瘤；②海绵状淋巴管瘤；③囊肿状淋巴管瘤。在小肠以海绵状淋巴管瘤最多。

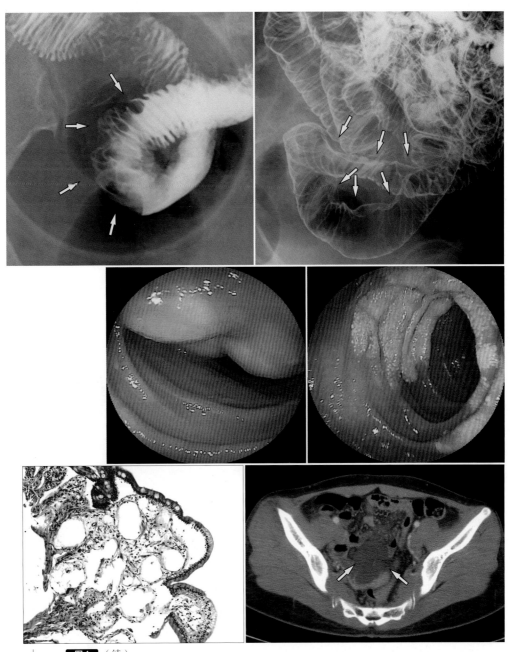

b	c
d	e
f	g

图1（续）

b 小肠插管法X线造影像（压迫像）。在小肠中部见有多发的类圆形的透亮征（黄色箭头所指）。

c 小肠插管法X线造影像（双重造影像）。在小肠中部的肠系膜附着侧，可以观察到多发的，凸起平缓的隆起性病变的侧面像（黄色箭头所指）。

d，e 经口DBE像。见有多囊性的柔软的黄白色SMT样隆起（d）。伴有白色颗粒的扁平隆起呈地图状扩展（e）。

f 活检组织病理像（HE染色，低倍放大）。在黏膜固有层见有扩张的淋巴管。

g 造影CT像。在小肠系膜上见有多囊性的囊肿性肿瘤（黄色箭头所指）。

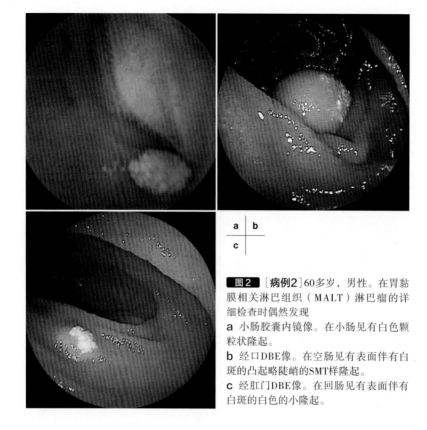

a	b
c	

图2 [病例2]60多岁，男性。在胃黏膜相关淋巴组织（MALT）淋巴瘤的详细检查时偶然发现

a 小肠胶囊内镜像。在小肠见有白色颗粒状隆起。

b 经口DBE像。在空肠见有表面伴有白斑的凸起略陡峭的SMT样隆起。

c 经肛门DBE像。在回肠见有表面伴有白斑的白色的小隆起。

参考文献

[1] 古賀秀樹, 清水香代子, 垂水研一, 他. 消化管脈管系腫瘍（血管腫・リンパ管腫）の診断と治療. 胃と腸　39:612-627, 2004.

[2] 石川伸久, 渕上忠彦, 田畑寿彦, 他. 無症状で発見しえた小腸リンパ管腫の1例. 日消誌　96:959-963, 1999.

炎性纤维性息肉（IFP）

Inflammatory Fibroid Polyp

佐野村 诚[1]　广濑 善信[2]　樋口 和秀[3]

[1] 北摂総合病院消化器内科
　　〒 569-8585 高槻市北柳川町 6-24
　　E-mail：sanomura@beach.ocn.ne.jp
[2] 大阪医科大学病理学教室
[3] 同　第 2 内科

关键词　小肠　息肉　炎性纤维性息肉

疾病的概念

炎性纤维性息肉（inflammatory fibroid polyp，IFP）发生于消化道，是伴有嗜酸性粒细胞浸润的病变，其病因不明。1920 年，Konjetzny 将其作为胃的息肉样纤维瘤（polypoid fibroma）报道，1953 年 Helwig 等将其作为炎症所引起的反应性增生导致的息肉报道为"inflammatory fibroid polyp"。近年来，由于在该病患者中见有血小板源性生长因子受体 α 多肽基因（*PDGFRA*）突变，被指出有可能是肿瘤性病变。

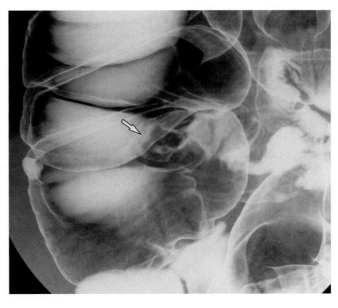

图1　灌肠X线造影像。从回肠末端到Bauhin瓣，见有约15 mm大小的结节状隆起性病变（黄色箭头所指）

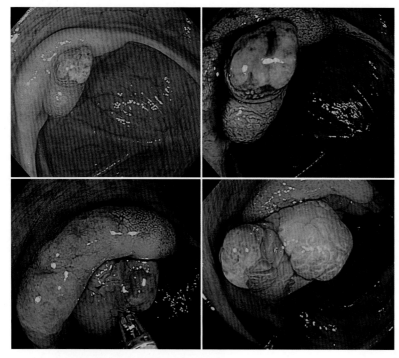

a	b
c	d

图2 结肠镜像

a 白光观察像。从回肠末端到 Bauhin 瓣，在一部分见有露出的隆起性病变，隆起的一部分伴有糜烂。

b~d 靛胭脂染色像。

b 隆起的基部呈非肿瘤性的小肠黏膜的表现。

c 用活检钳钳住肿瘤，使其进一步露出到大肠侧。

d 肿瘤呈结节状，整体情况难以观察。

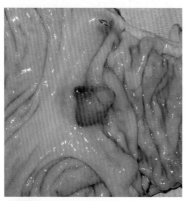

图3 新鲜切除标本。为位于回肠末端和 Bauhin 瓣交界处的 17 mm 大小的结节状、亚蒂性的隆起性病变

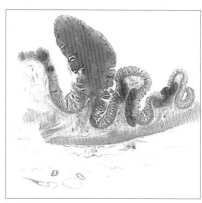

图4 切除标本的微距像

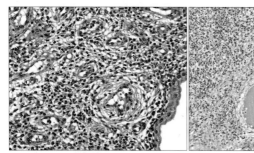
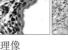
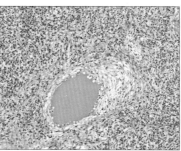
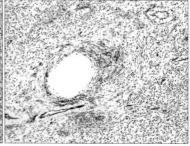

a	b	c

图5 组织病理像

a 肿瘤的表面被非肿瘤性上皮所覆盖，在黏膜固有层见有嗜酸性粒细胞的重度浸润。

b 在部分血管周围可见纤维性细胞呈洋葱皮样（onion skin pattern）的增生。

c 梭形细胞呈 CD34 染色阳性。

形态特征（图1~图5）

按 IFP 发生率从高到低的顺序，发病部位依次为胃、小肠和大肠，在小肠中 70% 发生于回肠。小肠 IFP 呈带蒂性或亚蒂性黏膜下肿瘤（submucosal tumor，SMT）样隆起，在顶部伴有糜烂和黏膜缺损，呈阴茎龟头样，多引起肠套叠（图1~图3）。

在病理学上，特征是从黏膜固有层到黏膜下层成纤维细胞、纤维细胞、胶原纤维增生，伴有嗜酸性粒细胞浸润和小脉管的增生，小血管周围的纤维性结缔组织的同心圆状排列（onion pattern）（图4，图5a、b），梭形细胞 CD34 染色呈阳性（图5c）。

参考文献

[1] Helwig EB, Ranier A. Inflammatory fibroid polyps of the stomach. Surg Gynecol Obstet 96:335-367, 1953.
[2] Konjetzny GE. Uber magenfibrome. Beitr Klin Chir 119:53-61, 1920.
[3] Huss S, Wardelmann E, Goltz D, et al. Activating *PDGFRA* mutations in inflammatory fibroid polyps occur in exons 12, 14 and 18 and are associated with tumour localization. Histopathology 61:59-68, 2012.

异位胰腺

Ectopic Pancreas

伊藤 聪司 [1]　　　松田 知己　　　平泽 大

[1] 仙台厚生病院消化器内科
〒 980-0873 仙台市青葉区広瀬町 4-15
E-mail : satoshi-itou@sendai-kousei-hospital.jp

关键词　黏膜下肿瘤（SMT）　异位胰腺　双气囊小肠镜　EUS

疾病的概念

　　异位胰腺（ectopic pancreas）又被称为异常胰腺（aberrant pancreas）和副胰腺等，是指无论在解剖学上还是在血供上都离开原来的胰腺，胰腺组织异位存在的病变。异位胰腺多发生于胃、十二指肠、空肠等胰腺的附近，但也有在回肠、Meckel 憩室、胆囊等部位发生的报道。异位胰腺无特征性的症状，多在其他腹部手术或内镜检查时偶然被发现。对于异位胰腺虽然没有必要积极进行预防性切除，但由于也有合并腺癌的报道，需要注意。

形态特征

　　异位性胰腺的内镜表现通常是呈表面光滑的黏膜下肿瘤(submucosal tumor, SMT)样形态，但有时会伴有上皮正下方变化的顶部的变薄和浅的凹陷（**图1**，**图2**）。在 EUS 中作为以第 2 层 ~ 第 3 层为主体的低回声 ~ 等回声结构被扫查出来，混有部分无回声区（**图3**）。根据

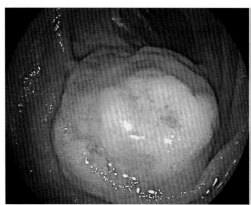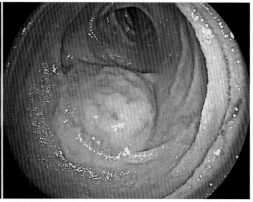

a | **b**　　**图1**　双气囊小肠镜像（白光观察像）。见有被正常上皮所覆盖、略带黄色、呈SMT样形态的肿瘤

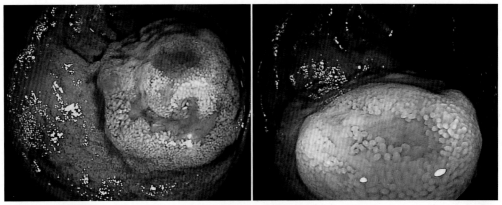

a | b 　**图2** 双气囊小肠镜像（靛胭脂染色像）。伴有顶部的变薄和浅凹陷

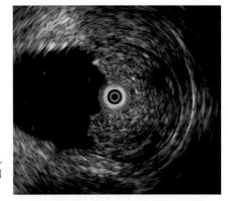

图3 EUS像（细径超声探头12 MHz）。见有以第2层～第3层为主体，呈低回声～无回声区混杂的边界清晰的低回声肿瘤

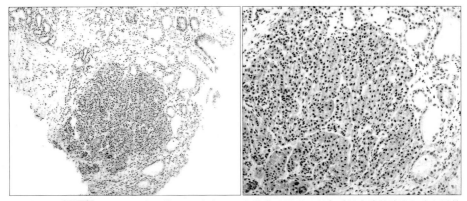

a | b 　**图4** 活检组织病理像（HE染色）。在黏膜下层可以观察到具有胰的腺泡细胞和导管的组织。未见胰岛，为相当于Heinrich Ⅱ型的异位胰腺

von Heinrich 的分类，在组织病理学上，Ⅰ型是具有导管、腺泡细胞、胰岛的完全的胰组织；Ⅱ型是虽然缺乏胰岛，但具有导管和腺泡细胞的病变；Ⅲ型是缺乏胰岛和腺泡细胞，只由导管组织构成的病变（**图4**）。

参考文献

[1] Busard JM, Walters W. Heterotopic pancreatic tissue：report of a case presenting symptoms of ulcer and review of the recent literature. Arch Surg　60：674-682, 1950.

[2] 松原毅. 田原英樹. 空腸迷入膵より発生した腺癌の1例. 日臨外会誌　65：200-203, 2004.

[3] von Heinrich H. Ein beitrag zur histologie des sogen. Akzesso-rischen pancreas. Virchows Arch Pathol Anat　198：392-401, 1909.

肠道子宫内膜异位症

Intestinal Endometriosis

矢野 智则 [1]　　仲矢 丈雄 [2]　　下平 健太郎 [3]

[1] 自治医科大学内科学講座消化器内科学部門
〒 329-0498 下野市薬師寺 3311-1
[2] 同　病理学講座人体病理学部門
[3] 同　外科学講座消化器一般移植外科部門

关键词　肠道子宫内膜异位症　子宫内膜异位症　肠梗阻　月经周期

疾病的概念

　　子宫内膜异位症是子宫内膜组织在子宫以外增殖的疾病，肠道子宫内膜异位症占其中的12%～37%，但其绝大部分见于直肠和乙状结肠，多以便血和排便困难为初发症状。小肠子宫内膜异位症极为罕见，多因肠梗阻而发病。症状与月经周期一致，但也有因肠管纤维化和狭窄的进展而导致症状不一致的情况。

形态特征（图1）

　　在肠壁上形成黏膜下肿瘤样的结节，有与月经周期同步出血的子宫内膜瘤（endometrioma）型和子宫内膜反复壁内出血、纤维化进展引起狭窄的弥漫性子宫内膜异位症（diffuse endometriosis）型两种。虽然从浆膜侧发生并波及黏膜侧，但由于病变的主体位于黏膜下层以深的位置，黏膜面在内镜下大多为正常，在活检中的阳性率也非常低。

参考文献
[1] Orbuch IK, Reich H, Orbuch M, et al. Laparoscopic treatment of recurrent small bowel obstruction secondary to ileal endometriosis. J Minim Invasive Gynecol　14:113-115, 2007.

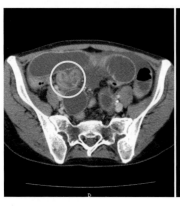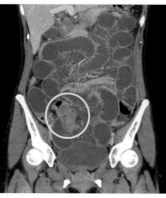

a | b

图1　[病例1]肠道子宫内膜异位症。30多岁，女性。无腹部手术史，但因肠梗阻在过去2年间曾有5次住院治疗史
a，b 肠梗阻发病时的CT像。在右下腹的回肠下部，见有伴壁肥厚并形成一团的部分，在该部位发生了梗阻（黄色圆圈部分）。另外，在别的切片中见有多个子宫肌瘤。

图1 （续）

c 经肛门双气囊小肠镜（double balloon enteroscopy，DBE）像。在距回盲瓣20 cm处见有被认为是壁外索状物引起的挤压变形，但黏膜面正常，内镜探头也能通过。

d 经肛门DBE像。在距回盲瓣25 cm处也见有同样的挤压变形；黏膜面虽然正常，但探头的进一步插入困难。

e 当通过经肛门DBE扩张内镜前端的气囊施行逆行性选择性造影时，涉及约15 cm长的回肠（红线所示）形成一团而弯曲、蛇行，内腔也变窄。

f 当通过经肛门DBE从升结肠开始施行选择性造影时，在靠近距回盲瓣15 cm口腔侧的部位可以观察到伴有内腔变窄的弯曲、蛇行的回肠（红线所示）长达15 cm。

g 腹腔镜辅助下小肠部分切除术。在子宫直肠凹陷（又称Douglas窝）见有血性腹水，在左卵巢见有巧克力囊肿，在子宫见有肌瘤，在子宫前面见有蓝莓斑（blue berry spot）。在距回肠末端25～40 cm的范围内见有浆膜的部分肥厚和串珠状的狭窄（绿色圆圈部分）。包括狭窄部在内进行部分切除，施行了功能性端端吻合术。

h 固定后的切除标本的黏膜侧。口侧的正常部分（蓝色双箭头所指范围）周径有7.5 cm，而肛侧的病变部分（红色双箭头所指范围）周径狭窄至5 cm，Kerckring褶襞增厚。

i 固定后的切除标本的浆膜侧。

j 切除标本的断面（在h的绿线部分的断面）。浆膜增厚。

k，l 切除标本的组织病理像（k为j的绿框部分放大像，l为k的绿框部分放大像）。子宫内膜组织在内膜腺上皮、内膜间质和固有肌层等处异位性增生（绿色箭头所指）。

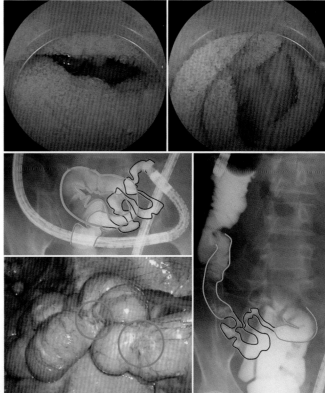

c	d
e	f
g	
h	i
j	k	l

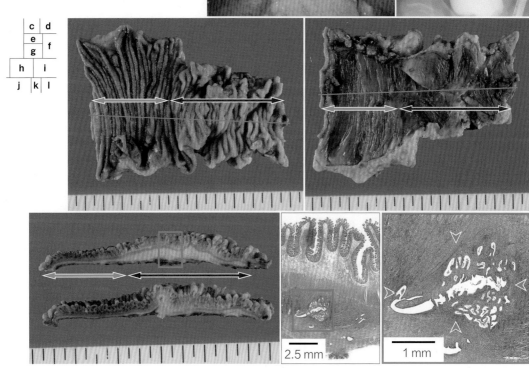

2.5 mm

1 mm

肠壁囊样积气症（PCI）

Pneumatosis Cystoides Intestinalis

冬野 雄太 [1]　　　鸟巢 刚弘　　　江崎 幹宏 [2]

[1] 九州大学大学院医学研究院病態機能内科学
　　〒 812-8582 福岡市東区馬出 3 丁目 1-1
　　E-mail：yfuyuno@intmed2.med.kyushu-u.ac.jp
[2] 佐賀大学医学部内科学講座消化器内科

关键词　**肠壁囊样积气症（PCI）　黏膜下肿瘤样隆起**

疾病的概念

肠壁囊样积气症（pneumatosis cystoides intestinalis，PCI）是一种在肠壁的黏膜下和浆膜下含多发气性囊肿的比较罕见的疾病。继发性 PCI 占大半，其原因有肠内压升高、产气性细菌增加（尤其是在口服 α 葡萄糖苷酶抑制剂时）、对化学药品（三氯乙烯）的慢性暴露、肺气肿的进展等。

形态特征（**图1**）

在 X 线造影检查中，见有与肠壁一致、表面光滑且富于含气性的多发性半球状阴影缺损。

在内镜检查中，见有大小不同、半球状、有透光性的柔软的多发性黏膜下肿瘤（submucosal tumor，SMT）样隆起，有时还伴有糜烂和毛细血管的扩张等炎症表现。

在超声内镜检查（endoscopic ultrasonography，EUS）中，主要在黏膜下见有伴声影及多重回声的高回声区。

参考文献

[1] Koss LG. Abdominal gas cysts（pneumatosis cystoides intestinorum hominis）; an analysis with a report of a case and a critical review of the literature. AMA Arch Pathol　53:523-549, 1952.
[2] 吉野修郎, 堺勇二, 小林広幸, 他. 腸管囊腫樣気腫症. 胃と腸　43:672-678, 2008.

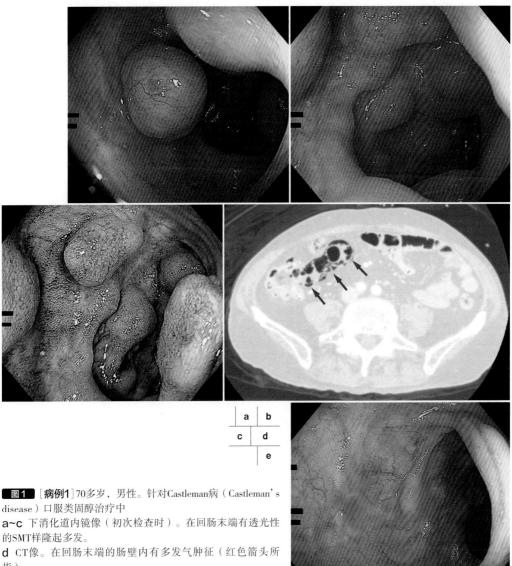

图1 [**病例1**]70多岁，男性。针对Castleman病（Castleman's disease）口服类固醇治疗中

a~c 下消化道内镜像（初次检查时）。在回肠末端有透光性的SMT样隆起多发。

d CT像。在回肠末端的肠壁内有多发气肿征（红色箭头所指）。

e 下消化道内镜造影像（7个月后，无治疗）。可见SMT样隆起的消失。

早期胃癌研讨会病例

呈明显黏膜桥的乙状结肠黏液腺癌 1 例

奥山 祐右[1]　岸本 光夫[2]　浦田 洋二[3]
中津川 义和[1]　木村 浩之　清水 诚治[4]

早期胃癌研究会病例（2017 年 5 月度）
[1] 京都第一赤十字病院消化器内科
〒 605-0981 京都市東山区本町 15 丁目 749
E-mail : yusuke_okuyama@kyoto1-jrc.org
[2] 京都府立医科大学人体病理学教室
[3] 京都第一赤十字病院病理診断科
[4] 大阪鉄道病院消化器内科

摘要●患者60多岁，女性。主诉有血便。在结肠镜检查和灌肠X线造影检查中，在乙状结肠见有大小为40 mm的肿瘤。在肿瘤的表面形成了明显的黏膜桥，呈伴有隧道样腔的特异性形态。从组织病理学上看，癌仅由黏液腺癌的成分构成；黏膜桥部分被非肿瘤黏膜所覆盖。所经治的不是在既往有大肠炎性疾病和治愈过程中合并黏膜桥的病例，而被认为是1例黏液腺癌这一癌病变的组织病理学特异性与黏膜桥的形成密切相关的病例。本文在描述影像诊断特征的同时，还对关于黏膜桥形成的文献进行了分析报道。

关键词　黏膜桥　乙状结肠黏液腺癌

前言

关于在消化道可以观察到的黏膜桥（mucosal bridge）的现象，是随着消化道内镜检查的普及，以 20 世纪 70 年代至 90 年代为中心所报道的病例的增加而出现的。合并于大肠疾病的黏膜桥的报道病例，其绝大部分是与炎症性疾病及其治愈过程相关的病例，但本次我们经治了 1 例在晚期结肠癌的病变部伴有明显的黏膜桥的病例。我们在清晰描述其特异性形态的同时，就本病例癌病变的组织病理学表现和黏膜桥的构成要素进行了分析。

病例

患　者：60 多岁，女性。

主　诉：血便。

既往史：高血压病，高脂血症，反流性食管炎。

家族史：无特殊。

现病史：发现血便，就近就诊；以进一步检查为目的被介绍到笔者所在医院就诊。

主要表现：排便次数 1 次 / 日，成形便。腹部平坦而柔软，未触及压痛和肿块，也未触及浅表淋巴结。

药物史：仅有阿司匹林肠溶片、兰索拉唑、氧化镁。

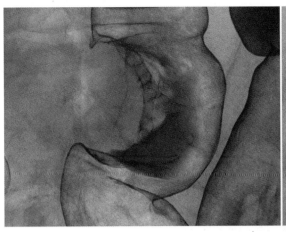
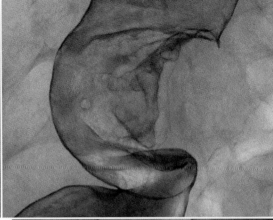
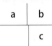
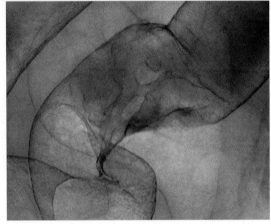

图1 灌肠X线造影像
a 在乙状结肠见有40 mm大小、半球性的隆起性病变。病变的凸起明显，但边缘部较平滑。
b 在病变的顶部见有多个均等宽度的索状影，并在多处伴有分节样的浅的中间缩窄。
c 隆起的中央部深深凹陷。

血液检查结果 WBC $4.18 \times 10^3/\mu L$，RBC $3.47 \times 10^6/\mu L$，Hb 11.2 g/dL，Ht 33.1%，PLT $249 \times 10^5/\mu L$，见有轻度的正形红细胞性正色素性贫血。肝肾功能未见异常；肿瘤标志物CEA为2.7 ng/mL，CA19-9 2.0 U/mL，在正常范围内。

灌肠X线造影表现 在乙状结肠见有40 mm大小、半球形隆起性病变。病变的隆起清晰可辨，但边缘部分比较平滑（**图1a**）。在病变的顶部见有均等宽度的多个索状影，并在多处伴有分节样的中间浅缩窄部分（**图1a、b**）。隆起的中央部深凹陷（**图1c**）。

结肠镜表现 在乙状结肠见有约1/2周隆起性病变。病变的起始部及边缘部被正常黏膜所覆盖。病变的中央部深凹陷；内部以边缘部为中心呈发红状，大部分附着有白色的黏液样物质（**图2a～c**）。在病变的顶部，见有跨越

凹陷样伸展的黏膜桥。在黏膜桥口侧的边缘部见有不规则形的溃疡。在喷洒结晶紫染色后的放大观察中，黏膜桥部分及边缘的不规则形溃疡周围呈Ⅰ型pit，没有发现上皮性肿瘤成分。在窄带成像（narrow band imaging，NBI）放大观察像中，黏膜桥部及不规则形溃疡周边部被非肿瘤性黏膜所覆盖，从包括溃疡边缘部在内的*1～*4部位各取材1处施行了活检（**图2d、e**）。

超声内镜检查（endoscopic ultrasonography，EUS，20 MHz）表现 将内镜探头插入溃疡部和黏膜桥之间的管腔进行观察。肿瘤内部呈不均一的等回声～低回声的肿瘤表现。第4层肥厚，在最深部见有浆膜下层的部分突出表现（**图3，黄色箭头所指**）。

在黏膜桥边缘的不规则小溃疡的活检中，**图2e**的*4的一部分见有浮游于黏液中的异

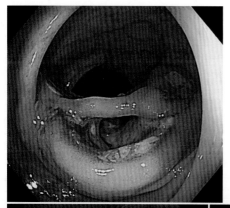

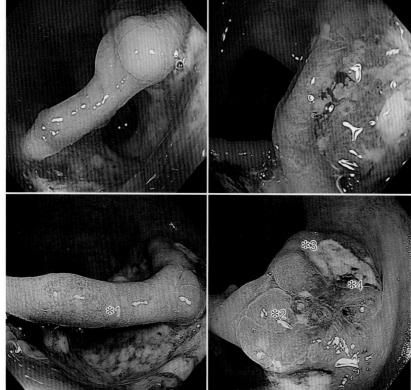

|a|
|b|c|
|d|e|

图2 镜像

a~c 常规结肠镜像。乙状结肠的约1/2周的隆起性病变的起始部及边缘部被非肿瘤黏膜所覆盖。病变的中央部深凹陷,内部以边缘部为中心呈发红状,大部分附着有白色的黏液样物质。在病变的顶部,可以看到横跨凹陷样伸展的黏膜桥。在黏膜桥口侧的边缘见有不规则形的溃疡。在喷洒结晶紫染色后的放大观察中,黏膜桥部分及边缘的不规则形溃疡的周围呈Ⅰ型pit,没有发现上皮性肿瘤成分。

d,e NBI放大像。黏膜桥部分及不规则形溃疡的周边部被非肿瘤性黏膜所覆盖,从包括溃疡边缘部在内的*1~*4部位取材各施行了1处活检。

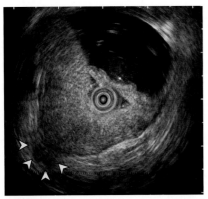

图3 EUS像。肿瘤内部呈不均一的等回声～低回声的肿瘤表现。第4层肥厚，在最深部见有浆膜下层的部分突出表现（黄色箭头所指）

型细胞块（图4）。根据以上表现，为在肿瘤表面伴有明显黏膜桥的乙状结肠黏液腺癌，浸润深度诊断为浆膜下浸润。术前的临床分期为T2N1M0，Stage Ⅱ，施行了腹腔镜辅助下乙状结肠切除术＋D2廓清术。

切除标本的肉眼表现　在被切除的乙状结肠见有大小为40 mm、占管腔约3/4周的病变（图5a）。黏膜桥呈网眼状分布于病变表面，其表面为非肿瘤黏膜。在其下方见有广泛的溃疡。如图5b所示，从口侧开始按A～I的顺序切分制作切片。在EUS像中显示的被诊断为最深部浆膜面的不规则形结节样表现，相当于用红线表示的剖面F。剖面F的肉眼观察像如图6a所示，近距像如图6b所示。肿瘤主体为2

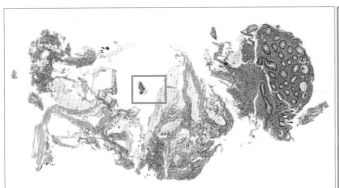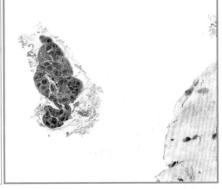

a | b　图4 活检组织病理像。在黏膜桥边缘的不规则形小溃疡的活检中，在图2e *4的一部分发现了浮游于黏液中的异型细胞块。b是a的蓝框部分放大像

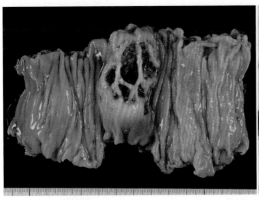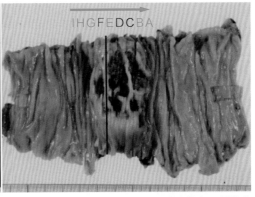

a | b　图5 切除标本的肉眼观察像。在被切除的乙状结肠上发现了大小为40 mm、约占管腔3/4周的病变。在病变的表面，黏膜桥呈网眼状分布，其表面为正常黏膜。在其下面见有广泛的溃疡。从口侧按A～I的顺序切分

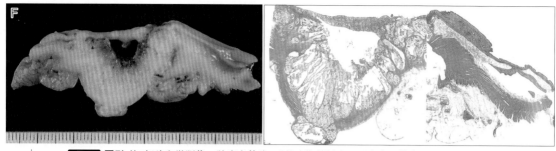

图6 图5b的F切片和微距像。肿瘤主体为2型的晚期结肠癌，呈在表面伴有网眼状分布的黏膜桥的特异性形态（a）。在最深部的微距像（b）中，癌一直浸润到浆膜下组织，但未达到浆膜面上

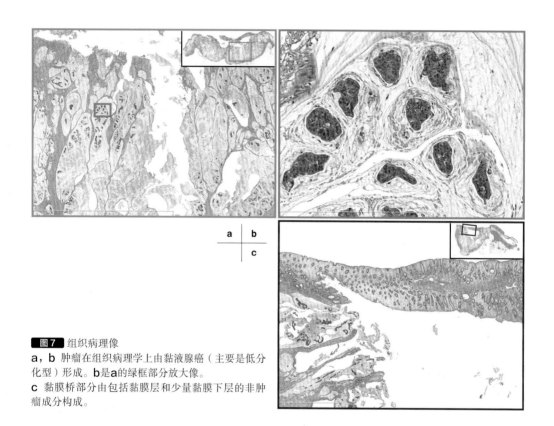

a | b
| c

图7 组织病理像
a，b 肿瘤在组织病理学上由黏液腺癌（主要是低分化型）形成。b是a的绿框部分放大像。
c 黏膜桥部分由包括黏膜层和少量黏膜下层的非肿瘤成分构成。

型晚期结肠癌，呈在表面伴有网眼状分布的黏膜桥的特异性形态。在最深部的微距像中，癌一直浸润至浆膜下组织，但未达到浆膜面上，微距像的表现与EUS像基本一致。

组织病理学表现 肿瘤在组织病理学上由黏液腺癌（主要是低分化型）构成（**图7a、b**），未观察到脉管浸润表现，也未发现淋巴结转移。本病例纯粹是仅由黏液腺癌的成分构成的，即使制作了深切标本也未见分化型癌的成分，为

极为罕见且特征性的组织病理学表现。另外，明显的网眼状黏膜桥部分由黏膜层和含有少量黏膜下层的非肿瘤成分构成（**图7c**），主要向肠管的短轴方向伸展。

术后的最终病理诊断为：伴有明显黏膜桥的45 mm×35 mm大小的乙状结肠黏液腺癌（mucinous adenocarcinoma），muc（poorly > well），pT3（SS），med，INFa，ly0，v0，pPM0，pDM0，pN0（0/12），cM0：Stage Ⅱ a

（JPN），Stag Ⅱ（UICC）。术后施行了 6 个月的辅助化疗。其后的经过良好，现在术后已经过了约 3 年，无复发的征兆，仍健在。

讨论

所谓的黏膜桥是从消化道的黏膜面在腔内侧形成的桥梁状的索状结构，两端与黏膜面相连续，表面被正常黏膜所覆盖。黏膜桥部分呈水肿状、不规则形、平滑等多种表现。

黏膜桥也可见于气管、支气管和声带，而在消化道的黏膜桥的报道是见于食管、胃及大肠。

在食管散见有黏膜桥与反流性食管炎、腐蚀性食管炎、放射性食管炎、食管静脉曲张硬化疗法、放射化学疗法、Barrett 食管溃疡和食管癌相关的报道。作为黏膜桥在食管的发生机制，据报道有以下 3 种：①由于炎症而引起的炎性息肉（inflammatory polyp）的融合；②多发性溃疡在黏膜下的连通；③肉芽组织的融合。

在胃的黏膜桥的形成比较罕见，但一般认为在邻近的溃疡之间的组织陷于坏死，病变间形成隧道样结构后，顶盖部作为黏膜桥残留，因血流供应而避免了坏死的情况下，形成黏膜桥。

关于大肠的黏膜桥，在日本 1972 年长廻等首次将其作为在溃疡性结肠炎发现的特异性炎性息肉进行了报道，此后有在肠结核、Crohn病、痢疾、坏死性肠炎等的治愈过程中产生黏膜桥的病例报道。但是，与结肠癌相关的黏膜桥的报道极为罕见，在日本到目前为止只有 3 例报道。小田原等报道了紧邻乙状结肠晚期癌的集簇性的黏膜桥，但在癌病变和黏膜桥之间无明显的连续性，相关性不明。石山等报道了以肠结核为背景的合并于升结肠癌的黏膜桥，提示黏膜桥有可能是在肠结核的治愈过程中产生的。无论是上述哪篇报道，均未发现黏膜桥的形成与癌病变之间有明显的相关性。

本病例的特征是在结肠癌病灶本身的顶部呈广泛而明显的伴有黏膜桥的特异性形态。因为以往没有结肠炎性疾病，也未见并发源于癌病灶的梗阻性结肠炎和缺血性结肠炎的临床症状和影像学表现，因此认为结肠癌本身与黏膜桥的形成有关的可能性很大。北村等对在胸部食管鳞状细胞癌灶上形成的黏膜桥进行了研究，在癌组织浸润于黏膜下的过程中，癌组织及正常黏膜的一部分脱落，而索状的正常黏膜残存。虽然脏器不同，但都是同样的管腔脏器，认为与该食管癌病例相同的机制在本病例中也发挥了作用。

在本病例中，癌灶整体上为黏液腺癌，由于在黏膜下层无明显的纤维化，认为是深部浸润趋势明显的低分化型癌，因此在较短的时间内黏膜下层浸润部的肿瘤体积增大，将黏膜向上推举，呈黏膜下肿瘤（submucosal tumor，SMT）样形态。进而，从黏膜下浸润至黏膜表面并露出来的癌细胞与黏液一起脱落，剩下的黏膜在癌表面形成了网眼状的黏膜桥。包括本病例在内，在过去报道的病例中也并不能追踪病变过程中的影像变化，到底也还是超不出推测的范围，但形成明显的黏膜桥的原因如果是来源于结肠癌本身的组织学表现的话，作为发生机制是非常令人感兴趣的。

结束语

笔者等经治了 1 例伴有明显黏膜桥的乙状结肠黏液腺癌。从这一病例可以看出，组织病理学的特征可能与特异性的肉眼形态的形成有关。

参考文献

[1] 福永秀平, 光山慶一. 粘膜橋, 粘膜紐, polypoid mucosal tag. 胃と腸 52:648, 2017.

[2] 岩上栄, 海東恵子, 和田真也, 他. 食道 mucosal bridge の形成を経過観察し得た 1 例. ENDOSC FORUM digest dis 18:23-26, 2002.

[3] 粉川隆文, 市川寛, 北住清冶, 他. 食道 mucosal bridge の成因, 形成機序を中心とした自験 6 例の解析と文献の考察. 胃と腸 24:423-432, 1989.

[4] 佐地紘炳, 黒沢正喜, 浜田明子, 他. 胃 mucosal bridge. 日臨 52:300-303, 1994.

[5] 長廻紘, 矢沢知海, 小幡裕, 他. 特異な炎症性ポリポーシスの 1 例. 綜合臨 21:2737-2740, 1972.

[6] 安武晃一, 大塚学, 吉村幸男, 他. 直腸にみられた mucosal bridge の 1 例 — 本邦報告例 37 例の文献の考察. Gastroenterol Endosc 31:2206-2213, 1989.

[7] 小田原満, 浜田義之, 渡辺正俊, 他. S 状結腸癌に集簇性の

mucosal bridgeを合併した1症例. Gastroenterol Endosc 20: 458-462, 1978.

[8] 石山晃世志, 五十嵐正広, 岸原輝仁, 他. colitic cancerと考えられた大腸癌の1例. Pro Dig Endosc 72:104-105, 2008.

[9] 北村道彦, 沢野彰, 佐竹正博, 他. 胸部食道癌巣に形成されたmucosal bridgeの1例. 外科治療 53:232-234, 1985.

Summary

The Formation of Mucosal Bridge Associated with Pathological Manifestation of The Mucinous Carcinoma at the Sigmoid Colon, Report of a Case

Yusuke Okuyama[1], Mitsuo Kishimoto[2],
Yoji Urata[3], Yoshikazu Nakatsugawa[1],
Hiroyuki Kimura, Seiji Shimizu[4]

A 64-year-old woman was admitted to the hospital to examine bloody stool. A barium enema and colonoscopic examination revealed a 40-mm-sized type 2 advanced colon cancer of unusual shape, which was involved in the marked mucosal bridge and tunnel-like construction at the sigmoid colon. Pathologically, the cancer lesion only consisted of mucinous carcinoma, and the mucosal bridges were covered with non-neoplastic mucosa. A previous report had shown that mucosal bridges were related with colonic inflammation or their healing process. However, in the present case, we observed that the formation of the mucosal bridge was significantly associated with the pathological manifestation of the mucinous carcinoma.

[1]Department of Gastroenterology, Japanese Red Cross Kyoto Daiichi Hospital, Kyoto, Japan.

[2]Department of Clinical Pathology, Kyoto prefectural University of Medicine, Kyoto, Japan.

[3]Department of Clinical Pathology, Japanese Red Cross Kyoto Daiichi Hospital, Kyoto, Japan.

[4]Department of Gastroenterology, Osaka Railway Hospital, Osaka, Japan.

编辑后记

齐藤 裕辅　市立旭川病院消化器病センター

本书以"小肠肿瘤图谱"为题，尽可能地网罗了各种各样的小肠肿瘤性疾病，并收集了各疾病的要点和典型而漂亮的影像及其组织图像。到目前为止，关于小肠疾病以各种影像学表现为中心的图谱已经出版过很多，本书被定位为简洁概括性图谱的最新版本。

正如清水先生在本书的序中所述的那样，小肠肿瘤的诊断近年来取得了很大的进步，从以前的呈腹部肿块、腹痛、显性出血，通过急诊手术诊断晚期病变、巨大病变的时代，发展到对无症状、不明原因消化道出血（obscure gastrointestinal bleeding，OGIB）、腹部原因不明的主诉症状患者，通过施行 CT 扫描、视频胶囊内镜检查（video capsule endoscopy，VCE）、气囊内镜（balloon assisted enteroscopy，BAE）检查等精密检查可以发现早期病变 / 小病变的时代。

小肠的肿瘤性病变主要被分为以下两大类：一类是作为大体摄影法的 X 线造影检查、CT 和 MRI 等对诊断有用的管腔内≤管腔外病变，另一类是通过内镜检查进行详细的表面结构观察和通过活检可以进行组织病理学诊断的管腔内≥管腔外病变。在阅读本书的时候，希望大家能够意识到对于主体位于肠道的疾病哪种诊断方法最为有用。另外，对于各种各样的小肠 / 大肠疾病，怎样才能正确地在脑中多制作出每种疾病的记忆盒（"抽屉"）是成为专家的捷径。

希望以成为消化道影像诊断专家为目标的（少数）医生，将本书中所展示的对每种疾病的最有用的诊断方法的典型影像牢记在脑子里。笔者坚信，通过反复阅读和记忆，在进一步加深对小肠肿瘤的理解的同时，诊断能力也将得到显著提高。另外，对于不想成为消化道影像诊断专家的大多数医生，请大致读一下本书，牢牢记住疾病概念，大致记住影像学特征。如果能牢牢记住疾病的概念，想起在本书的哪里记载有病变的影像的话，就能很容易显示出小肠肿瘤方面"专家的样子"。

如果本书能为很多医生成为小肠肿瘤"专家的样子"发挥作用，则笔者会深感荣幸。

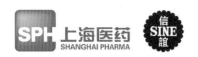

培菲康®
双歧杆菌三联活菌胶囊

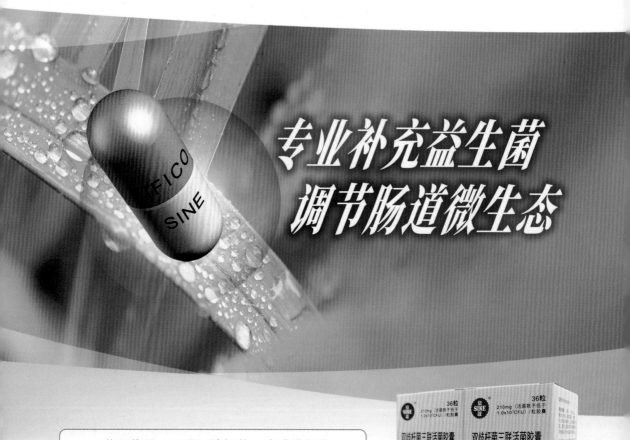

专业补充益生菌
调节肠道微生态

药理作用：口服双歧杆菌、嗜酸乳杆菌、粪肠球菌三联活菌胶囊，三菌联合，直接补充人体正常生理细菌，调整肠道菌群平衡，促进机体对营养物的消化，合成机体所需的维生素，激发机体免疫力。

主治因肠道菌群失调引起的急慢性腹泻、便秘，也可用于治疗中型急性腹泻，慢性腹泻及消化不良、腹胀，以及辅助治疗因肠道菌群失调引起的内毒素血症。

禁　忌：未进行该项实验且无可靠的参考文献。
不良反应：未发现明显不良反应。

上海上药信谊药厂有限公司

地址：中国(上海)自由贸易试验区新金桥路905号　邮编：201206　电话：021-58995818　国药准字S10950032　沪药广审(文)第250425-10251号　本广告仅供医学、药学专业人士阅读

广告

更专业的益生菌
卓越·非凡 PRO

12株名菌，4种名元
16000+已发表研究文献

9株 进口菌株

4种 益生元

3株 中国菌株

PRODUCE 智造
PROFESSIONAL 专业
PROBIOTICS 益生菌

P16⁺ 益生菌 PRO
固体饮料

净含量:30g(2g×15)

PRODUCE 智造
PROFESSIONAL 专业
PROBIOTICS 益生菌

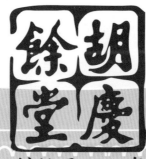

胡餘慶堂

创始于1874年

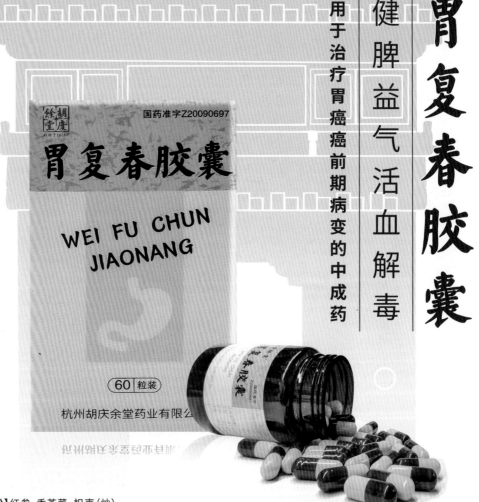

国药准字Z20090697

胡庆餘堂

胃复春胶囊

WEI FU CHUN JIAONANG

60 粒装

杭州胡庆余堂药业有限公司

胃复春胶囊

健脾益气 活血解毒

用于治疗胃癌癌前期病变的中成药

【成　　份】红参、香茶菜、枳壳(炒)
【功能主治】健脾益气，活血解毒。用于治疗胃癌癌前期病变、胃癌手术后辅助治疗、慢性浅表性胃炎属脾胃虚弱证者。
【规　　格】每粒装0.35g。
【用法用量】口服。一次4粒，一日3次。
【包　　装】口服固体药用高密度聚乙烯瓶。60粒/瓶，1瓶/盒。
【批准文号】国药准字Z20090697
【不良反应】详见说明书。
【禁　　忌】禁止与含藜芦药物同服。

企业名称：杭州胡庆余堂药业有限公司　　　邮政编码：311100
生产地址：杭州余杭经济技术开发区新洲路70号　电话号码：0571-86992277（总机）
传真号码：0571-86993828　　　　　　　　网　　址：http://www.hqyt.com
注册地址：杭州余杭经济技术开发区新洲路70号

准字Z33020174
广审（文）第250401-00420号

TIPTOP®

养胃颗粒
YANGWEI KELI

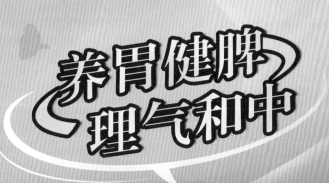

养胃健脾
理气和中

➤ 用于

脾虚气滞所致的胃痛，症见胃脘不舒 · 胀满疼痛
嗳气食少 · 慢性萎缩性胃炎见上述证候者。

成份】炙黄芪、党参、陈皮、香附、白芍、山药、乌梅、甘草。

禁忌】本品不宜与含有藜芦、海藻、京大戟、红大戟、甘遂、芫花成份的中成药同用。

不良反应】应用本品时可能出现腹泻、恶心、呕吐、腹痛、皮疹、瘙痒等不良反应。

请按药品说明书或者在药师指导下购买和使用

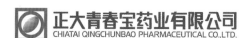

正大青春宝药业有限公司
CHIATAI QINGCHUNBAO PHARMACEUTICAL CO.,LTD.